Thanaa Al-Turaihi
Ghasak Ali

Avaliação do valor de diagnóstico de CXCL-13 e anti-CarP com RF e ACCP

Thanaa Al-Turaihi
Ghasak Ali

Avaliação do valor de diagnóstico de CXCL-13 e anti-CarP com RF e ACCP

Em doentes com artrite reumatoide

ScienciaScripts

Imprint

Any brand names and product names mentioned in this book are subject to trademark, brand or patent protection and are trademarks or registered trademarks of their respective holders. The use of brand names, product names, common names, trade names, product descriptions etc. even without a particular marking in this work is in no way to be construed to mean that such names may be regarded as unrestricted in respect of trademark and brand protection legislation and could thus be used by anyone.

Cover image: www.ingimage.com

This book is a translation from the original published under ISBN 978-620-7-65032-3.

Publisher:
Sciencia Scripts
is a trademark of
Dodo Books Indian Ocean Ltd. and OmniScriptum S.R.L publishing group

120 High Road, East Finchley, London, N2 9ED, United Kingdom
Str. Armeneasca 28/1, office 1, Chisinau MD-2012, Republic of Moldova, Europe
Printed at: see last page
ISBN: 978-620-7-68550-9

Avaliação do valor diagnóstico da quimiocina sérica das células B (CXCL-13) e do anticorpo anti-carbamilado com fator reumatoide e do anticorpo anti-peptídeos citrulinados cíclicos em doentes com artrite reumatoide

Thanaa Shams Al-deen Al-Turaihi

e

Ghasak Ahmed Ali

Dedicação

Dedicar o meu trabalho de tese

Aos meus pais, sem eles nunca estaria aqui ...

Ao meu marido e aos meus irmãos pelo seu apoio e encorajamento sem fim ...

Às minhas filhas (Zahraa e Zainab) que partilharam comigo o cansaço ao longo deste trabalho académico ...

Aos meus amigos e a quem me ajudou durante a minha carreira...

A todos os doentes com artrite reumatoide que conheci, que foram tão cooperantes comigo.

Agradecimentos

Louvado seja Deus pela sua conciliação e misericórdia na realização desta obra, ó Alá, abençoa Maomé e a sua família.

Gostaria de exprimir a minha gratidão a minha supervisora, a Professora Adjunta Dra. Thanaa Shams Aldeen Al-Turaihi, pelo seu valioso apoio e orientação, pela sua paciência e pelo seu incentivo e entusiasmo constantes ao longo deste estudo.

Dr. Saif Al-Mayah, Presidente do Departamento de Microbiologia da Faculdade de Medicina da Universidade de Kufa, bem como ao Dr. Kareem Ghali e à Dra. Zainab Jaber pelo seu apoio e aconselhamento e a todos os membros do Departamento de Microbiologia pela sua ajuda neste projeto.

Os meus agradecimentos especiais são extensivos ao Dr. Haider Ahmed Al-Yasiri e aos outros médicos e a todos os trabalhadores do Centro de Reumatologia pela sua amável cooperação e aconselhamento e a todos os doentes que me ajudaram a realizar a minha tese.

Gostaria de exprimir o meu profundo apreço e a minha maior gratidão à minha família, que me encorajou e incentivou, especialmente à minha adorável mãe e ao meu querido pai.

Um agradecimento especial ao meu marido e aos meus irmãos. Devo expressar a minha gratidão de todo o coração a todos os doentes e indivíduos que participaram neste estudo. Um agradecimento especial à equipa de reumatologia e aos técnicos do laboratório do Hospital Geral AL-Hussainiya.

Finalmente, os meus agradecimentos a todos os que me ajudaram a realizar esta tese.

Resumo

A AR é uma doença autoimune, sistémica e inflamatória que afecta as pequenas e grandes articulações sinoviais de forma simétrica. A pele, os olhos, o coração, os rins e os pulmões são afectados em última instância. Os ossos e as cartilagens são frequentemente danificados, os tendões e os ligamentos ficam enfraquecidos e a inflamação crónica leva à deformação das articulações e à degeneração óssea nos anos seguintes. Os efeitos sistémicos relacionados com a AR contribuem para o aumento da mortalidade e da morbilidade.

Este estudo de caso-controlo foi concebido para investigar a importância da CXCL13 e do Anti-CarP no soro dos participantes para confirmar o diagnóstico de AR.

Estudo de caso-controlo realizado na Unidade de Reumatologia da Cidade Médica Al-Sadr em Najaf e no Hospital Geral Al-Hussaynia em Karbala durante o período de novembro de 2021 até ao final de março de 2022. O estudo envolveu sessenta doentes com AR que cumpriam quatro ou mais dos critérios de classificação de 2010 do Colégio Americano de Reumatologia (ACR) e da Liga Europeia contra o Reumatismo (EULAR) para a AR e sessenta indivíduos classificados como grupos de controlo. Foram medidos o índice de atividade da doença (DAS28-ESR), o índice de atividade clínica da doença (CDAI) e a taxa de sedimentação de eritrócitos (ESR), bem como foram detectados factores reumatóides (FR) por aglutinação de látex em todos os participantes. O péptido citrulinado anti-cíclico

(ACCP), o CXCL13 e o Anti-CarP nas amostras de soro humano foram medidos por ensaio de imunoabsorção enzimática (ELISA).

Os resultados revelaram que a AR se encontrava em grande número em indivíduos do grupo etário <=40 anos de idade de 45 doentes, numa percentagem de 75,0%. A idade média foi de 45,3±1,3 anos. A doença da AR é mais frequente no sexo feminino 46 (76,7%) do que no sexo masculino 14 (23,3%), o rácio foi de (3,2:1). Os níveis de CXCL13, Anti-CarP, Anti-CCP e RF apresentaram uma diferença altamente significativa nos doentes com AR em comparação com os controlos com um valor de p = 0,000. O CXCL13 demonstrou uma boa especificidade (83%) e uma elevada sensibilidade (93%) para os doentes com AR, enquanto os anticorpos Anti-CarP demonstraram uma baixa sensibilidade (39%) e uma elevada especificidade (98%) para o diagnóstico de AR.

Os doentes com AR apresentaram resultados positivos para FR e Anti-CarP de 71,7% e 36,7%, respetivamente, enquanto o grupo saudável apresentou resultados positivos para FR e Anti-CarP de 11,7% e 1,7%, respetivamente.

A média do nível de anticorpos ACCP nos doentes foi mais elevada 95,8±32,3 nos homens do que nas mulheres. O nível sérico de CXCL13 não apresenta uma diferença significativa (P = 0,7) entre os homens e as mulheres, com médias de 1,02±0,15 e 0,8±0,03, respetivamente, enquanto não existe uma diferença significativa no anti-CarP ou RF entre os homens e as mulheres (valor de P = 0,9; 0,8), respetivamente. Além disso, não se registou uma diferença significativa com um valor de P=0,4; 0,7, respetivamente, em ambas as concentrações de biomarcadores (CXCL13, anti-CarP) entre os grupos etários. Registaram-se diferenças significativas entre o CXCL13 e a duração da doença (valor de P=0,05), enquanto não se registaram diferenças significativas entre o anti-CarP e a duração da doença (valor de P=0,2). Não se registaram diferenças significativas na concentração de ACCP, CXCL13 e anti-CarP de acordo com a DAS-ESR, com um valor de P=0,2; 0,2 e 0,1, respetivamente. Não houve diferenças significativas entre o CXCL13 e o anti-CarP em relação ao CDAI, as médias do CXCL13 em ligeiro foi de 0,893±0,14, moderado 0,874±0,4 e grave 0,963,1±0,9 (valor de P =0,4), enquanto o número total de doentes com anti-Carp positivo é de 22, com 5 (22,7%) casos ligeiros, 9 (40,9%) moderados e 8 (36,4%) graves (valor de P=0,8).

Não se registaram diferenças significativas entre os parâmetros do estudo (CXCL13 e ACCP) no que diz respeito à resposta ao tratamento, as médias de CXCL13 de bom 0,899,5±0,60 e de mau 0,940±0,1 a (valor de P =0,7). As médias de ACCP de bom 73,8±9,2 e de mau 73,6±15,2 a (valor de P =0,7).

Os níveis séricos de CXCL13, anti-CarP e ACCP não se correlacionaram significativamente com o DAS28-ESR e o CDAI, indicando que estes biomarcadores não são eficazes na previsão da gravidade da doença.

Índice

Lista de abreviaturas

Ab	Antibody
Abs	Antibodies
ACPA	Anti-Cyclic Citrullinated Peptides
Anti-CCP	Anti-Cyclic Citrullinated Peptides
ACR	American College of Rheumatology
Ag	Antigen
Anti-CarP	Anti-Carbamylated Protein
APC	Antigen-Presenting Cells
ARA	American Rheumatism Association
AUC	Area under curve
CXCL13	B Lymphocyte chemoattractant 1
CDAI	Clinical Disease Activity Index
DAS-28	Disease activity score-28
Dc	Dendritic cell
DIP	Distal Interphalangeal Joints
DM	Diabetes Mellitus
DMARDS	Disease Modifying Anti Rheumatic Drugs
EBV	Epstein–Barr Virus
ELISA	Enzyme Linked Immuno Sorbent Assay
ESR	Erythrocyte Sedimentation Rate
FLS	fibroblast-Like Synoviocytes
HLA-DR	Human Leukocyte Antigen-Determinants Region

HT	Hypertension
IFN-γ	Interferon Gamma
Ig	Immunoglobulin
IL	Interleukin
IL-1	Interleukin-1
IL-17	Interleukin-17
IL-6	Interleukin-6
MCP	Metacarpophalangeal
MHC	Major Histocompatibility Complex
MMP	Matrix Metalloproteinase
MRI	Magnetic Resonance Imaging
MTX	Methotrexate
NK	Natural Killer cells
NPV	Negative predictive value
NSAIDS	Non-Steroidal Anti Inflammatory Drugs
OD	Optical Density
PPV	Positive predictive value
RA	Rheumatoid Arthritis
RF	Rheumatoid Factor
ROC	Receiver Operator Characteristic
SD	Standard Deviation
SE	Shared Epitope
Sig	Significant

SPSS	Statistical Package for social science
TC	T-Cytotoxic
Th1	T helper 1-cell
Th-17	Thelper-17
TNF	Tumor Necrosis Factor
US	Ultrasound

Capítulo 1: Introdução

Introdução

A artrite reumatoide (AR) é uma doença persistente, imunomediada, que causa dor, edema e inflamação nas articulações. A inflamação da sinóvia e a degeneração progressiva das articulações são duas características que definem esta doença. O inchaço das articulações causa deformidade, o que limita o movimento das articulações. Uma história genética de alto risco, associada a marcadores genómicos e a exposições ambientais, desencadeia uma série de acções que não só resultam em sinovite e artrite destrutiva, como também afectam um grande número de órgãos não relacionados com as articulações. (Naqvi *et al.*, 2017, Bechman *et al.*, 2020).

O quadro clínico de inflamação articular é o resultado de uma estreita relação entre células vizinhas (como sinoviócitos do tipo fibroblastos) e células da resposta imune natural (como macrófagos, células dendríticas e neutrófilos) e adaptativa (como linfócitos B &T) (Angelotti *et al.*,2017).Além disso, o diagnóstico rápido e preciso da artrite reumatoide (AR) é essencial para o sucesso do tratamento. Quando um doente desenvolve sintomas clássicos de AR, é possível efetuar um diagnóstico imediato. No entanto, determinar um diagnóstico correto é muitas vezes difícil e repleto de incertezas (Allam *et al.*, 2019).A identificação de novos biomarcadores que desempenham papéis fundamentais em diferentes fases da doença continua a ser uma questão de interesse para a AR. Por conseguinte, são necessários biomarcadores para ajudar a efetuar um diagnóstico e uma previsão mais rápidos na AR (Verheul *et al.*, 2015).

Os autoanticorpos obtidos a partir do soro do doente e do líquido sinovial são ambos componentes extremamente importantes do desenvolvimento da AR. De acordo com numerosos estudos, entre (70 e 80 por cento) dos doentes com AR apresentam resultados positivos para autoanticorpos (auto-Abs) (Trouw *et al.*,2017,Smolen *et al.*,2018).Especialmente nas fases iniciais da doença, os anticorpos do fator reumatoide e do péptido citrulinado anti-cíclico são utilizados para confirmar o diagnóstico de artrite reumatoide (D.A.Hussein *et al.*, 2018).

Os anticorpos anti-proteína carbamilada são uma classe diferente de anticorpos anti-proteína transformada que reconhecem antigénios homo-citrulinados. Trata-se de uma nova família de anticorpos que é frequentemente encontrada no sangue de doentes com AR. Têm uma especificidade semelhante à do ACPA, mas uma sensibilidade inferior (Castellanos-Moreira *et al.*, 2020).

A CXCL13, também conhecida como quimiocina sérica das células B, é um biomarcador importante na patogénese da AR porque atrai as células B. A sinovite, a gravidade da doença e a seropositividade estão todas aumentadas em doentes com AR com níveis elevados de CXCL13 (Allam *et al.*, 2019).

Hipótese:- A sua hipótese é a seguinte

O ligando de quimiocina quimioatractor de células B 13 (CXCL13) e a proteína anti-carbamilada (anti-CarP) estão a emergir como novos biomarcadores na AR e têm um papel no apoio ao diagnóstico.

Objetivo do estudo

O objetivo deste estudo é avaliar as concentrações de CXCL13 e anti-CarP em doentes com AR e determinar as suas correlações com o diagnóstico e a gravidade da AR.

Este objetivo será alcançado através da realização das seguintes metas:

1- A medição dos marcadores inflamatórios (FR e VHS).

2-Determinação do péptido citrulinado anti-cíclico (ACCP) no soro dos doentes e dos grupos de controlo.

3 - Determinação da proteína anti-carbamilada (Anti-CarP) e da quimiocina sérica das células B (CXCL13) no soro dos doentes e dos grupos de controlo.

Capítulo 2: Revisão das literaturas

2. Revisão de Literaturas

2.1 Artrite

A artrite é uma inflamação das articulações que pode ser aguda ou crónica. Normalmente, provoca dor e danos na estrutura da articulação. Dor, rigidez, limitação da amplitude de movimentos e anomalias nas articulações são alguns dos sintomas que podem ser causados pela artrite. A artrite pode também causar deformações nas articulações. A artrite inflamatória pode ocorrer numa variedade de condições, e a inflamação pode ser provocada por processos auto-imunes, como a artrite reumatoide (Senthelal *et al.*,2018).

2.2 Artrite reumatoide

A artrite reumatoide (AR) é uma doença autoimune crónica que provoca uma inflamação sistémica. Esta doença afecta as pequenas e grandes articulações sinoviais de forma simétrica. Embora a causa exacta da AR seja ainda desconhecida, os investigadores identificaram uma série de potenciais causas, incluindo a genética, o ambiente e outros agentes iniciadores auto-imunes. Os mecanismos subjacentes levam o sistema imunitário a atacar as articulações (Almasi *et al.* 2016). Estas respostas do sistema imunitário causam inflamação e espessamento da cápsula articular, afectando também o osso e a cartilagem (Karami *et al.*, 2019). Normalmente, esta doença não causa diretamente a morte, mas se não for tratada, diminui drasticamente a média de vida e a esperança de vida dos doentes. Sabe-se também que vários sistemas de órgãos adicionais, incluindo os sistemas pulmonar, cardiovascular, ocular e cutâneo, estão implicados (Yap *et al.*, 2018; Deane *et al.*, 2018).

A artrite reumatoide é uma doença heterogénea que pode ser classificada em AR ACPA-positiva e AR ACPA-negativa com base em dados que combinam factores de risco genéticos e auto-anticorpos. Esta subdivisão é possível devido ao facto de os doentes com AR ACPA-positiva terem auto-anticorpos. A produção de ACPA, FR e níveis crescentes de PCR em alguns doentes anos antes do início dos sintomas clínicos sugere que as respostas imunitárias relevantes para o desenvolvimento da AR começam muito cedo (Scherer *et al.*, 2020).

2.3. História da AR

Em 1611, muitos médicos, incluindo o médico francês Guillaume de Baillou, identificaram o reumatismo como artrite. No entanto, Augustin Jacob Landré-Beauvais foi o primeiro a descrever o fenómeno em pormenor. A sua dissertação integral apresentada em 1800 identificou a doença como gota (Deane& Holers, 2019). O médico inglês Alfred Garrod foi o primeiro a distinguir a gota de outras artrites no seu Treatise on Nature of Gout and Rheumatic Gout, publicado em 1859. Em 1890, foi de facto o seu filho, Archibald Garrod, que inventou o termo Artrite Reumatoide. Reumatoide deriva do termo grego rheuma, que significa fluxo, enquanto artrite deriva da palavra grega arthros, que significa articulação (Hanlon *et al.*, 2020).

2.4 Epidemiologia da AR

A artrite reumatoide (AR) é uma doença complicada e difícil de tratar que afecta pessoas em todo o mundo e que raramente desaparece por completo. Cerca de 0,5%-1% das pessoas em todo o mundo têm AR, e a taxa é 2-3 vezes mais elevada nas mulheres do que nos homens. A partir dos 25 anos, o número de pessoas com AR começa a aumentar. Aos 55 anos, o número de pessoas com AR atinge um patamar. Por exemplo, a AR é mais de seis vezes mais comum em mulheres com idades compreendidas entre os 60 e os 64 anos do que em mulheres com idades compreendidas entre os 18 e os 29 anos (Pan *et al.*, 2019, Nemtsova *et al.*, 2019).

A prevalência da AR está a aumentar, o que a torna uma ameaça significativa para a saúde pública em todo o mundo. As taxas de prevalência e incidência, conforme determinadas pela idade, estão a aumentar em todo o mundo, mas especialmente em locais como o Canadá, Paraguai e Guatemala. A redução do fardo contínuo da AR requer diagnóstico e terapia precoces, especialmente entre as mulheres (Safiri *et al.*, 2019).

O inquérito sobre o peso mundial da doença realizado em 2010 revelou que a prevalência global estimada da AR era de 0,24%, com uma frequência 2 vezes superior nas mulheres do que nos homens. A prevalência foi maior na Austrália, na América do Norte e na Europa Ocidental (0,44%-0,46%), enquanto foi menor em partes do Sudeste Asiático e de África (0,16%). Entre as 291 doenças consideradas contribuintes globais para a incapacidade, a AR ocupa a 42ª posição. (Michet *et al.*, 2015).

Várias barreiras relacionadas com os sistemas de cuidados de saúde contribuem para resultados pouco satisfatórios em pessoas com doença reumatoide. A importância do reconhecimento, diagnóstico e terapêutica precoces da AR é muitas vezes minimizada devido a uma falta generalizada de sensibilização e conhecimento da doença, o que agrava o problema. Nos Estados Unidos, no Canadá e, provavelmente, em todo o mundo, existe uma grave falta de reumatologistas e estes não estão distribuídos de forma equitativa (Davis, 2019).

2.5. Causas e factores de risco na AR

A Artrite Reumatoide é uma doença autoimune caracterizada por inflamação sistémica, sinovite crónica e produção de auto-anticorpos. Esta doença complexa é causada por factores hereditários e ambientais. Tanto os estudos clínicos como os genealógicos indicaram uma acumulação de casos da doença nas famílias. As ligações mais fortes foram encontradas entre a AR e o facto de ser mulher, a história familiar de AR, o fator genético (epítopo partilhado) e a exposição ao fumo do tabaco. Além disso, existe um interesse crescente na inflamação das mucosas e nos factores microbianos como factores que contribuem para o desenvolvimento da AR (Deane *et al.*,2017; Girdler *et al.*,2018; Mikhaylenko *et al.*,2020).

2.5.1 Factores genéticos

A artrite reumatoide (AR) é uma doença autoimune complicada que é causada por uma série de factores diferentes. Até à data, ainda não foram identificadas as origens genéticas da patogénese de uma parte considerável dos casos de AR familiar. Por conseguinte, é crucial classificar as pessoas em risco de AR em várias populações e investigar o potencial significado preditivo de determinadas variações genéticas no início, progressão e controlo da doença. (Mikhaylenko *et al.*, 2020; Miagoux *et al.*, 2021).

Quando alelos predisponentes de diferentes genes se apresentam separadamente, têm um efeito relativamente pequeno no risco de doença, mas quando aparecem juntos, predispõem um indivíduo ao desenvolvimento de AR (Vetchinkina *et al.*, 2021). Atualmente, foram identificados mais de 100 loci ligados à AR. Estas variantes estão também presentes em genes que codificam proteínas que não têm qualquer papel funcional nas respostas imunitárias. As variantes ligadas à patogénese da AR podem ser encontradas numa variedade de genes que regulam as vias de sinalização celular (Suzuki *et al.*, 2019).

Com base nos resultados do estudo de associação alargada do genoma (GWAS), o complexo principal de histocompatibilidade (locus MHC) possui os genes mais importantes para o risco de AR. Acredita-se que até 60% dos possíveis polimorfismos (variações genéticas) que tornam as pessoas mais susceptíveis de contrair AR provêm do locus MHC (Mikhaylenko *et al.*,2020). Por exemplo, os alelos HLA-DRB1 codificam versões más do epítopo partilhado (SE), que é essencial para o processo correto de apresentação do antigénio pelas células T. Estes alelos estão associados a 18% dos doentes com AR hereditária ACPA-positiva e a 2,4% dos doentes com AR hereditária ACPA-negativa. Os alelos predisponentes HLA-DRB1 SE encontram-se em 64-70% dos doentes com AR e 55% dos seus familiares saudáveis, mas apenas em 35% da população em geral (Castro-Santos & Daz-Pea, 2016).

Ambos os alelos *04:01 e *04:04, que codificam a cadeia polimórfica - da molécula DR, são mais prevalentes em doentes com AR na Europa, conforme determinado pela sequenciação destes alelos, enquanto o alelo *04:05 é mais comum na Ásia Oriental (Raslan *et al.*, 2020). O facto de os ACPAs e os alelos de epítopos variáveis hiperactivos serem frequentemente encontrados em conjunto mostra que estas variantes desempenham um papel na forma como as células T apresentam as proteínas citrulinadas e como a autoimunidade se desenvolve (Machaj *et al.*, 2020).

2.5.2 Factores ambientais

A AR está ligada a uma série de factores ambientais, dietéticos e de estilo de vida, mas a ligação mais forte é com o consumo de tabaco. Vários estudos descobriram que o tabagismo está ligado à AR com rácios de probabilidade superiores a dois, e acredita-se que o tabagismo é responsável por 20-30% do risco ambiental de AR (Deane *et al.*, 2017)

Além disso, o tabagismo tem efeitos em todo o corpo, e é possível que esses efeitos levem a alterações nas articulações que causam a AR. Nesta situação, um estudo de FDRs de pessoas com AR descobriu que o tabagismo está ligado à dor e ao inchaço das articulações, mesmo quando não existem auto-anticorpos relacionados com a AR (Sparks *et al.*, 2016).

Além disso, como o tabagismo também tem sido associado ao aumento da atividade da doença, os seus efeitos podem prolongar-se para além do início da AR (Malm et al., 2016). Vários estudos descobriram uma ligação contínua entre a exposição ocupacional à sílica/poeira e a AR, particularmente na AR ACPA-positiva, independentemente da exposição ao fumo do tabaco (Deane *et al.*, 2017). Há também estudos que associam uma maior exposição à poluição atmosférica por partículas inaladas a um risco acrescido de artrite reumatoide (Essouma & Noubiap, 2015).

A possibilidade de os microrganismos terem um papel no desenvolvimento da AR. Inicialmente, acreditava-se que a AR era causada por um agente patogénico ou por algum outro fator com o qual os europeus tinham entrado em contacto durante a sua invasão das Américas. Investigações adicionais apontaram para a possibilidade de algumas bactérias, como as espécies *Proteus* e *Escherichia*, poderem ser causadoras de AR (Ebringer & Rashid, 2014; Kwiecinski & Rothschild, 2016).

Há também uma compreensão crescente da forma como os microrganismos influenciam a imunidade humana sistémica e das mucosas. Com base em investigações de isotipos de autoanticorpos e em estudos de blastos plasmáticos, está a desenvolver-se uma compreensão da autoimunidade relacionada com a imunoglobulina A (IgA) associada às mucosas como um potencial mecanismo precoce no desenvolvimento da doença com significado para a patogénese da AR (Kinslow *et al.*, 2016).

Um estudo recente demonstrou que as infecções com a bactéria mais periodontal *Porphyromonas Gingivalis* podem causar respostas auto-imunes ao tornar os péptidos do hospedeiro mais ácidos. Para além da citrulinação, a carbamilação de resíduos de lisina também ajuda a criar neo-epítopos a partir de auto-proteínas como o colagénio, o fibrinogénio e a vimentina, o que quebra a auto-tolerância no sistema imunitário (Littlejohn & Monrad, 2018; Aletaha & Ramiro, 2018).

Além disso, o *Aggregatibacter Actinomycetemcomitans* parece produzir leuco-toxina A, que pode promover a citrulinação em neutrófilos humanos, criando potencialmente auto-antigénios que podem ser alvo de AR.

Foram identificados anticorpos contra a leucotoxina A no sangue de pacientes com AR, o que sugere uma provável ligação entre a infeção periodontal por este organismo específico e a AR; no entanto, esta relação não foi estudada em pacientes com AR pré-clínica. (Konig *et al.*, 2016).

É importante referir que as especificidades da forma como a inflamação da mucosa e os factores microbianos podem conduzir à autoimunidade têm de ser estabelecidas. Pode tratar-se de mimetismo molecular, em que existe uma reatividade cruzada entre um micróbio e um antigénio humano, tal como se suspeita na febre reumática (Bright *et al*, 2016).

Além disso, à medida que aumenta a nossa compreensão de aspectos mais amplos da autoimunidade relacionada com a AR, como os processos metabólicos que podem ser influenciados pelo microbioma (Menni *et al.*, 2017) e outros sistemas de autoanticorpos que podem estar relacionados com a imunidade das mucosas na patogénese da AR (por exemplo, anticorpos para proteínas carbamiladas e proteínas de choque térmico), podemos ser capazes de identificar novos alvos terapêuticos (Challener *et al.*, 2016).

Outros aspectos que devem ser estudados são o papel das armadilhas extracelulares de neutrófilos (NETs) e dos inflamassomas na autoimunidade mucosa e sistémica (Corsiero *et al.*, 2016) e as novas tecnologias que podem revelar fenótipos de uma única célula (como a produção de IgA) a nível mucoso ou sistémico (Kinslow *et al.*, 2016).

A microbiota fecal foi definida na artrite reumatoide (AR), e há evidências de que os microrganismos intestinais têm um papel na fisiopatologia da AR (Sandhya *et al.*,2016). Com uma maior compreensão do microbioma em doenças inflamatórias sistémicas como a AR, podem ser utilizadas alterações na dieta e probióticos para tratar estas condições. As alterações na dieta podem afetar o microbioma do intestino humano, resultando em inflamação local e aumento da permeabilidade (van der Meulen *et al.*, 2016).

Há evidências de que os probióticos podem ser usados como um tratamento extra para a AR (Wang *et al.*,2016). Num estudo com ratos, a utilização de P. histicola como tratamento preventivo ou terapêutico mostrou que o número e a gravidade dos casos de artrite eram muito inferiores aos do grupo de controlo (Marietta *et al.*, 2016).

Verificou-se que as infecções são factores de risco fundamentais para o desenvolvimento da AR. Os processos estão ligados ao mimetismo molecular, como demonstrado com o citomegalovírus, o vírus Epstein-Barr e o parvovírus B19; aos péptidos citrulinados gerados a partir de vírus e bactérias, porque a conversão da arginina em citrulina aumenta a afinidade de ligação do péptido ao HLA-DRB1 associado à AR (Arleevskaya *et al.*, 2018).

A infeção por EBV é mais difícil de tratar nos doentes com artrite reumatoide. Em comparação com os doentes sem artrite reumatoide, os doentes com artrite reumatoide têm dez vezes mais células B infectadas com EBV, o que resulta numa sobrecarga sistémica de EBV (Balandraud & Roudier, 2018). Em comparação com a população em geral, os doentes com AR têm um risco de Herpes zoster aproximadamente duas vezes superior (Thomas & Vassilopoulos, 2020).

Por outro lado, vários factores hormonais femininos foram identificados como factores de risco para o desenvolvimento da AR, estando alguns deles ligados à exposição ao estrogénio. A maior prevalência da AR nas mulheres revela que os factores hormonais femininos têm um papel no desenvolvimento da doença (Rodriguez, 2018).

A obesidade tem sido associada a uma menor probabilidade de alcançar e manter a remissão na AR. Os doentes obesos com AR têm pontuações de atividade da doença mais baixas ou pontuações de atividade da doença em 28 articulações quando comparados com doentes não obesos. Embora a obesidade não tenha sido associada a um aumento do risco de morte na AR, as intervenções para prevenir e reverter a obesidade podem ajudar a melhorar os resultados da AR e a qualidade de vida (Liu *et al.*, 2017).

A relação entre obesidade e AR está agora a ser estudada sob vários aspectos. Pacientes obesos com artrite reumatoide têm maiores taxas de comorbidades extra-articulares (Dar *et al.*, 2018).

A dieta é um fator ambiental modificável que pode afetar a composição do microbiota, bem como o resultado da artrite (Diamanti et al., 2020). Vários estudos associaram o consumo de alimentos a um risco acrescido ou reduzido de diagnóstico de AR. As dietas ricas em gorduras saturadas (particularmente óleos sólidos), leite gordo (em vez de todos os produtos lácteos) e bebidas açucaradas têm sido associadas a um risco elevado de AR (Elizabeth & Mcgarrity-yoder, 2021).

A associação entre a vitamina D e a AR é complexa, uma vez que foi demonstrado que a vitamina D desempenha uma função no meio imunológico da patogénese da AR. A deficiência de vitamina D é comum em pacientes com AR (Bellan *et al.*,2017). Níveis baixos de vitamina D foram associados a uma maior atividade da doença, dose de corticosteróides e comorbilidades na artrite reumatoide (Hajjaj-Hassouni *et al.*, 2017).

A vitamina D pode exercer os seus potentes efeitos anti-inflamatórios através da inibição das células T IL-17+ e IFN+ implicadas na AR. Os doentes que recebem terapia com esteróides para a artrite reumatoide ativa podem necessitar de suplementação de cálcio e vitamina D para evitar a osteoporose (Badsha, 2018).

Na AR, o stress oxidativo aumenta dramaticamente. O aumento da produção de espécies reactivas de oxigénio, a peroxidação lipídica, a oxidação de proteínas, os danos no ADN e a diminuição da atividade dos mecanismos de defesa antioxidantes são observados em doentes com AR (Mateen *et al.*,2017). Os efeitos dos suplementos antioxidantes na artrite reumatoide, no entanto, têm sido objeto de revisões mistas na literatura (Jalili,2014).

2.6 Sinais e sintomas clínicos

A artrite reumatoide (AR) é uma doença inflamatória crónica que afecta mais do que um órgão. O sinal clínico mais importante é a poliartrite que afecta sobretudo as pequenas articulações e se distribui uniformemente. A AR pode afetar outras partes do sistema músculo-esquelético (bursite, atrofia muscular e osteoporose) e quase todos os órgãos do corpo (Gulati *et al.*, 2018).

Clinicamente, os sintomas da AR variam muito entre as primeiras fases da doença e as últimas fases não tratadas. Nas fases iniciais da artrite reumatoide, é comum desenvolver sintomas como fadiga, sintomas semelhantes aos da gripe, articulações inchadas e doridas, rigidez matinal e febre. Estes sintomas são acompanhados de níveis elevados de proteína C-reactiva (PCR) e de uma taxa de sedimentação de eritrócitos (VSG) elevada (Brzustewicz *et al.*,2017). Por outro lado, a AR não tratada apresenta um quadro clínico mais complicado, com manifestações sistémicas graves como nódulos pulmonares, vasculite em artérias de pequeno ou médio porte, anormalidades hematológicas, desalinhamento articular, perda de amplitude de movimento, erosão óssea, destruição de cartilagem e nódulos reumáticos. (Aletaha & Ramiro,2018).

A inflamação das articulações sinoviais é uma caraterística da artrite reumatoide. Devido à sua elevada sensibilidade na avaliação da sinovite, do edema da medula óssea (BME) e da tenossinovite, a RM é recomendada para o diagnóstico precoce da inflamação na AR (Dakkak *et al.*, 2020).

A inflamação do revestimento sinovial das bainhas dos tendões é conhecida como tenossinovite (Figura 2.1). A tenossinovite das articulações metacarpofalângicas e do punho é uma ocorrência precoce em pessoas com risco de AR, conforme indicado por estudos de ressonância magnética (RM) (van *et al.*, 2016). Além disso, a tenossinovite está associada à incapacidade funcional na vida quotidiana (Glinatsi *et al.*, 2017).

Os sintomas clínicos da sinovite As articulações que estão quentes, inchadas e obviamente inflamadas são normalmente descobertas apenas nas fases mais avançadas da sinovite inflamatória. As doenças crónicas distinguem-se das suas contrapartes agudas pelo desenvolvimento de tecido de granulação e fibrose, que são seguidos por uma redução da atividade inflamatória. É também frequente que as pessoas que sofrem de AR sintam uma sensação persistente de exaustão. (H.Klippel *et al.*, 2010; Halls, 2016).

O início dos sintomas articulares pode ocorrer num período de semanas ou de alguns dias. Ocasionalmente, o início dos sintomas pode ser nómada durante um período de meses, com curtos períodos de resolução ou melhoria. Quando uma doença está na sua fase inicial, é comum que a rigidez e o desconforto nas articulações lesionadas sejam aliviados quando as articulações afectadas são movimentadas. (Clunie *et al.*, 2018).

A rigidez matinal das articulações, sentida em quase todos os doentes com artrite reumatoide ativa, é também considerada uma das indicações diagnósticas mais distintivas da doença, uma vez que varia ao longo do dia e entre dias, o que constitui um dos principais sintomas clínicos da AR.

De forma semelhante, outros sintomas da AR, como a dor nas articulações e a incapacidade funcional, são frequentemente mais intensos de manhã. Pelo menos na AR, um aumento cíclico das citocinas pró-inflamatórias é responsável pelos sintomas matinais, que por sua vez estão relacionados com o aumento da inflamação durante a noite.

De facto, os níveis de citocinas, como o fator de necrose tumoral alfa e a interleucina 6, são drasticamente elevados nos indivíduos com AR ativa ao fim da noite, mas diminuem drasticamente ao meio-dia (Cutolo, 2016).

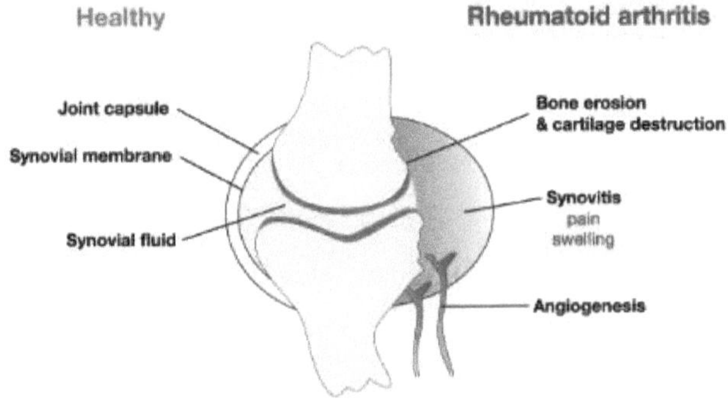

Figura 2.1: Lesões articulares na artrite reumatoide (Figus *et al.*, 2021).

A inflamação da sinóvia é uma das características da artrite reumatoide (AR), mas a doença também tem uma série de manifestações extra-articulares (EMs) e comorbilidades (Figus *et al.*, 2021). Nódulos reumatóides, doença pulmonar intersticial, vasculite com potencial envolvimento cutâneo e neuropático, serosite e doença ocular são exemplos de EAI ou sintomas sistémicos da artrite reumatoide (Chirila *et al.*, 2021).

As estimativas da prevalência de MAEs variam de estudo para estudo com base no tipo de população de AR que foi estudada. Em geral, 20%-40% dos pacientes com AR foram considerados como tendo pelo menos um EAM, e 1%-20% foram considerados como tendo um EAM grave (Giles *et al.*, 2019).

A maioria das pessoas com AR morre de uma doença do coração ou dos vasos sanguíneos (doença CV). Em comparação com a população em geral, as pessoas com AR têm o dobro do risco de sofrer um ataque cardíaco e um risco até 50% superior de morrer de doença cardiovascular. A doença respiratória, que afecta 30-40% das pessoas com AR, é a segunda causa de morte mais importante. Na maioria das vezes, a culpa é da vasculite de pequenos vasos, das lesões articulares ou da toxicidade dos medicamentos quando os sistemas nervoso central e periférico são afectados. O envolvimento primário do trato gastrointestinal e dos rins é raro e está frequentemente relacionado com a terapêutica medicamentosa

Atualmente, é consensual que a artrite reumatoide (AR) compreende uma série de fases da doença que podem começar vários anos antes do início dos sintomas clínicos. Anos antes da manifestação da doença, a existência de auto-anticorpos e indicações de ativação do sistema imunitário indicam a presença de um longo período pré-clínico de doença que pode ser afetado por variáveis ambientais. Este período pré-clínico produz um continuum que acaba por ultrapassar um limiar, resultando no aparecimento de sintomas clínicos e, em última análise, de lesões nas articulações. Teoriza-se que os marcadores genéticos da doença, em conjunto com factores de risco ambientais estocásticos, têm impacto na progressão de uma fase da doença para outra (Yarwood *et al.*, 2016).

Existem diferentes fases clínicas da AR. Cada fase mostra a quantidade de inflamação nas articulações que está fora de controlo.

Fase 1: Ocorre uma cadeia de acontecimentos prejudiciais antes de a doença se manifestar no organismo. Chama-se a isto a fase pré-clínica e pode durar muitos anos. (Lucchino *et al.*, 2019) A pré-RA é marcada pelo desenvolvimento de auto-Abs, apesar de não existirem sinais visíveis de inflamação das articulações.

Fase 2: É nesta fase que aparecem os primeiros sinais de AR Os linfócitos migram para o revestimento sinovial, causando sinovite ou inflamação da sinóvia e os sintomas de perda de mobilidade e amplitude de movimentos agravam-se.

Fase 3: Quando a artrite reumatoide é muito grave, a inflamação na sinóvia rompe a cartilagem e o osso das articulações. Os sintomas desta fase podem incluir mais dor e inchaço, uma grande diminuição da mobilidade e até uma perda de força muscular. Podem começar a aparecer deformações nas articulações.

Nas fases finais da artrite reumatoide, o processo inflamatório está completo e as articulações deixam de funcionar. Os principais sintomas nesta fase são a dor, o inchaço, a rigidez e a perda de movimentos (Martu *et al.*, 2018; Coutant & Miossec, 2020).

2.7. Imunopatogénese da AR

A artrite reumatoide (AR) é a artropatia inflamatória mais difundida. A maioria das evidências provenientes da genética, da análise de tecidos, de modelos e de estudos clínicos aponta para uma etiologia imunomediada associada à desregulação do tecido estromal, que, em conjunto, promove a inflamação crónica e a destruição articular. A desregulação imunitária foi associada pela primeira vez à causa da artrite reumatoide quando os anticorpos anti-imunoglobulina G (IgG), também designados por factores reumatóides, foram descobertos e designados por Erik Waaler e H.M. Rose na década de 1940 (Firestein *et al.*, 2017).

Como outras doenças autoimunes, a fisiopatologia da AR não é completamente compreendida, assim como os pacientes e populações com AR apresentam uma gama diversificada de sintomas. Para desenvolver AR, uma pessoa precisa tanto de uma predisposição genética como de variáveis ambientais que activam células inflamatórias e imunitárias (da Silva *et al.*,2019).

A perda de auto-tolerância das células B e T resulta em auto-reatividade, o primeiro passo na promoção da artrite reumatoide. No entanto, a investigação mostra que os anticorpos contra os auto-antigénios estão presentes antes do desenvolvimento da inflamação, sinalizando o início da AR (P. Conigliaro *et al.*,2016).

Os auto-antigénios na AR são um grupo diversificado de proteínas modificadas pós-traducionalmente, incluindo proteínas citrulinadas, e não estão restritos a um único tecido ou órgão. O mais provável é que estas alterações sejam induzidas por estímulos inatos. Em pessoas geneticamente mais propensas a contrair AR, estas podem causar uma reação autoimune secundária mais grave que ataca as articulações e inicia a doença. Na ausência de um tratamento adequado, tanto os mecanismos inatos (neutrófilos, macrófagos, monócitos e sinoviócitos fibroblásticos) como os adaptativos (linfócitos T e B) trabalharão em conjunto para causar inflamação articular crónica (Catrina *et al.*, 2016).

2.7.1 Mecanismo de imunidade celular

Na AR, verifica-se um enorme aumento da celularidade sinovial devido a uma combinação de influxo celular, hiperplasia das células sinoviais e ativação/proliferação/diferenciação das células do sistema imunitário infiltradas (Asif Amin *et al.*, 2017). Vários tipos de células, incluindo as células dendríticas (DC), as células T, os macrófagos, as células B, os neutrófilos, os fibroblastos e os osteoclastos, trabalham em conjunto para despoletar e promover a inflamação das articulações (Smolen *et al.*,2016).

As células T CD4+ auto-reactivas activadas transformam-se em subconjuntos de células T helper (Th) inflamatórias que geram interferão (IFN) e fator de necrose tumoral (TNF) (Th1), IL-17 e IL-21 (Th17), ou um perfil misto de citocinas (Th1/17) e se acumulam na articulação inflamada (Schinnerling *et al.*, 2019).

As células T CD4+ auto-reactivas também activam macrófagos e fibroblastos sinoviais para produzir mediadores pró-inflamatórios como o TNF, a IL-1 e a IL-6, que contribuem para a inflamação sinovial através do recrutamento de células imunitárias e da expansão dos fibroblastos sinoviais, resultando num pannus invasivo (Schinnerling *et al.*, 2017).

Atualmente, existem poucos estudos sobre os subconjuntos de células T das pessoas em risco. No sangue periférico de indivíduos ACPA-positivos em risco de progressão da AR, existe uma frequência diminuída de células T reguladoras e uma população aumentada de células T atípicas hiper-responsivas a estímulos TCR (Hunt *et al.*, 2016).

As células T CD4+ desempenham um papel significativo na AR, produzindo citocinas pró-inflamatórias e activando linfócitos B, que contribuem para o processo inflamatório (Pieper *et al.*, 2018) . Em pacientes com AR com tecidos articulares inflamados, são encontrados os tipos de células Th1 e Th17, sendo as células Th1 o subtipo de célula T helper mais abundante (Nevius *et al.*, 2016). A presença de IL-12, IL-18 e IFN, todos eles factores de diferenciação Th1, foi observada nos tecidos sinoviais de doentes com artrite reumatoide (Chemin *et al.*, 2019).

A progressão da artrite pode ser prevista pelo desequilíbrio dos subgrupos. É possível que a diminuição da atividade reguladora ocorra no início da patogénese da doença. Observou-se que os indivíduos em risco de AR apresentam um número reduzido de células T CD4+IL-10+ na circulação sanguínea e nos gânglios linfáticos, com um aumento concomitante das células T CD4+IL-17A+ periféricas, que está estreitamente correlacionado com o desenvolvimento da artrite (Ramwadhdoebe *et al.*, 2016).

Estes resultados estão de acordo com a descoberta de que os doentes com artrite precoce têm níveis continuamente elevados de IL-17 e células T CD4+IL-17A+ no seu sangue periférico. Geralmente, isto mostra uma falta de função reguladora durante a fase assintomática, acompanhada pelo crescimento de uma população auto-reactiva Th17 que pode ser responsável pelos sintomas inflamatórios (Lucchino *et al.*, 2019).

A função das células B na fisiopatologia da artrite reumatoide (AR) é amplamente compreendida, e a realização de tratamentos de depleção de células B tem apoiado esta compreensão. Através da síntese de auto-anticorpos, da osteoclastogénese/ativação de osteoclastos e de respostas inflamatórias mediadas por complexos imunitários, as células B e os mecanismos efetores das células B são reconhecidos como um componente importante da sinovite da AR (Rivellese *et al.*, 2020).

As células T autorreativas promovem a diferenciação de linfócitos B em plasmócitos que produzem autoanticorpos como ACPAs e FR (Scherer et al.,2018), que por sua vez promovem a diferenciação e ativação de osteoclastos, resultando na erosão da cartilagem e do osso (Malmström *et al.*,2017).Estes autoanticorpos aumentam a inflamação ativando diretamente os macrófagos ou iniciando a cascata do complemento (Lin *et al.*, 2020).

Além disso, o RANK-L gerado por fibroblastos activados induz a diferenciação de osteoclastos a partir de macrófagos. Os neutrófilos activados, em conjunto com metaloproteases da matriz derivadas de fibroblastos (MMPs), osteoclastos e anticorpos, induzem a degradação da cartilagem dependente da inflamação e a erosão óssea (Lin *et al.*, 2020).

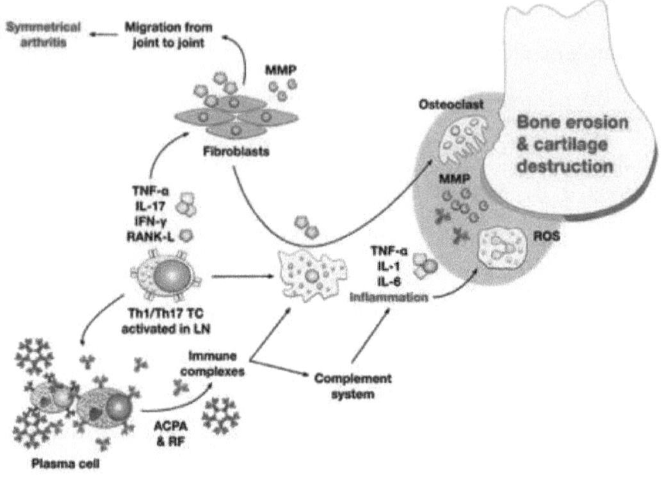

Figura 2.2: Mecanismo patogénico da AR. (Lin *et al.*,2020).

2.7.2 Algumas substâncias imunitárias na AR

2.7.2.1 Citocinas

Verificou-se que as interleucinas (ILs) e os seus genes receptores apresentam muitas variações genéticas relacionadas com a AR. As interleucinas são citocinas que induzem a diferenciação de linfócitos T e B e o desenvolvimento de células hematopoiéticas (Jiao *et al.*,2020). Nas doenças reumáticas, as citocinas são reguladas de forma desequilibrada. Isto deve-se a uma produção insuficiente de citocinas inibitórias e a um aumento da produção de citocinas pró-inflamatórias, contribuindo ambas para o estado inflamatório crónico (Kragstrup *et al.*, 2018).

Alguns exemplos de citocinas na AR:

- ❖ **IL-1(Interleucina-1):-**

Principal citocina pró-inflamatória segregada principalmente por macrófagos, monócitos e células dendríticas; afecta uma grande variedade de células-alvo, incluindo células imunitárias; desempenha um papel importante no início da patogénese da artrite reumatoide; a sua expressão aumenta a ativação dos osteoclastos; por conseguinte, é considerada como um dos principais contribuintes para a destruição do osso e da cartilagem (Noack & Miossec, 2017; Yucel, 2020).

❖ **IFN-γ (Interferão-gama):-**

O IFN-γ é uma citocina intimamente associada à resposta Th1, é um dos principais reguladores da produção de anticorpos IgG2a, uma subclasse frequentemente associada a respostas patogénicas de autoanticorpos. Consequentemente, o IFN- foi identificado como um dos principais candidatos para modular a autoimunidade (Rathore, 2018).

❖ **IL-17(Interleucina-17):-**

A IL-17 é uma citocina pró-inflamatória essencial para o início ou para as fases iniciais da artrite reumatoide. A IL-17A causa sinovite e degradação das articulações, actuando localmente nos sinoviócitos e osteoblastos (Kotake *et al.*, 2017; Robert & Miossec, 2019).

❖ **IL-6(Interleucina-6):-**

A IL-6 tem um efeito significativo na AR. A IL-6 promove a inflamação ao facilitar a transformação de células CD4+T naive em células Th17, bem como ao mediar a inflamação sistémica através das suas actividades no fígado, que aumentam os reagentes de fase aguda, como o complemento e a proteína C-reactiva. Além disso, auxilia na diferenciação de osteoclastos, o que pode contribuir para a degradação óssea (Narazaki *et al.*, 2017; Bui & Brahn, 2019).

❖ **TNF (fator de necrose tumoral):-**

A citocina pró-inflamatória TNF é essencial na patogénese da artrite reumatoide. Vários tipos de células, incluindo monócitos, células B, células T, fibroblastos sinoviais, células assassinas naturais (células NK), leucócitos polimorfonucleares, mastócitos, células endoteliais e osteoblastos, geram TNF. Porque inicia uma cadeia de eventos de outras citocinas que conduzem à inflamação e aos danos nos tecidos. O TNF foi identificado como uma citocina importante na doença (Bas *et al.*, 2016;Bankó *et al.*, 2017).

2.7.2.2Complemento

O sistema do complemento é um componente essencial do sistema imunitário e desempenha um papel significativo numa grande variedade de funções imunológicas protectoras, tais como o processamento e a eliminação de complexos imunes circulantes. Por outro lado, em forte contraste com estas vantagens para a saúde, a ativação descontrolada do complemento é um fator primário na patogénese das doenças inflamatórias e auto-imunes humanas, como a artrite reumatoide (Holers & Banda, 2018). A deposição de complemento nos tecidos afectados é um elemento essencial de evidência que demonstra uma correlação entre a ativação do complemento e a fisiopatologia da artrite reumatoide, e pode ser encontrada no sangue e/ou no líquido sinovial dos doentes. Os derrames reumatóides têm frequentemente C3a e C5a, bem como os componentes terminais do complemento que constituem o complexo de ataque à membrana C5b-C9. (Trouw *et al.*, 2017 ; Firestein, 2017).

2.8 Diagnóstico da artrite reumatoide

Clinicamente, a AR é identificada pela progressão súbita de sintomas como sensibilidade e inchaço das articulações, rigidez matinal das articulações, doença generalizada e valores laboratoriais anormais (Smolen *et al.*, 2016). Um diagnóstico atempado e exato é crucial na terapia da AR, uma vez que é possível pôr termo à doença em muitas pessoas e, consequentemente, pode prevenir ou reduzir consideravelmente o desenvolvimento da doença, a deterioração grave das articulações e a incapacidade em cerca de 90% dos doentes com AR (Lin *et al.*, 2020).

Os sintomas do doente, os resultados do exame físico, a avaliação dos factores de risco, a história familiar, a ecografia das articulações afectadas e o exame dos marcadores laboratoriais (PCR elevada, VHS e deteção de auto-anticorpos específicos da AR) contribuem para um diagnóstico correto da artrite reumatoide (Aletaha & Ramiro, 2018). A ecografia e a ressonância magnética (RM) estão ambas indicadas para o diagnóstico e monitorização da AR.

2.8.1 Critérios ACR/EULAR para o diagnóstico da artrite reumatoide

Os critérios ACR de 1987 foram utilizados para diagnosticar a artrite reumatoide em indivíduos (AR). Os critérios ACR/EULAR de 2010 foram desenvolvidos em resposta à sensibilidade limitada dos critérios ACR de 1987 para a deteção da AR nas suas fases iniciais (Angelotti *et al.*, 2017).

Os critérios ACR-EULAR (Colégio Americano de Reumatologia-Liga Europeia contra o Reumatismo) de 2010 podem ser utilizados pelos clínicos para diagnosticar AR, apesar de terem sido desenvolvidos principalmente para a identificação de populações homogéneas de doentes em ensaios clínicos de AR (Aletaha & Ramiro, 2018).

Por conseguinte, os critérios EULAR de 2010 contêm todos os parâmetros de diagnóstico: envolvimento das articulações, anomalias na PCR e na VHS, presença de auto-anticorpos específicos da AR e duração global dos sintomas.

De acordo com os critérios EULAR de 2010, o envolvimento das articulações é classificado de 0 a 5 pontos, dependendo do número e do tamanho das articulações afectadas (exigindo a presença de, pelo menos, uma articulação clinicamente inchada).

São atribuídos até três pontos, dependendo da presença e da concentração de ACPAs e de auto-anticorpos RF, e um ponto é atribuído à presença de níveis anormalmente elevados de PCR e de VHS, bem como à duração global dos sintomas da doença (Smolen *et al.*,2016).

Se a pontuação global do doente for superior a seis e outras causas de sinovite (por exemplo, outras condições artríticas inflamatórias, infeção ou traumatismo) puderem ser excluídas, a AR é diagnosticada (Littlejohn & Monrad, 2018). Em última análise, os critérios EULAR de 2010 foram reportados como tendo uma sensibilidade de 82% e uma especificidade de 61% (Lin *et al.*, 2020).

2.8.2 Pontuação de atividade da doença da artrite reumatoide

A progressão da AR é muito variável. A AR pode ser relativamente ligeira e, por isso, permanecer mal diagnosticada, ou pode avançar rapidamente e ser grave. A maioria dos doentes, no entanto, apresenta uma forma intermédia de AR caracterizada por eventos de exacerbação. A monitorização da atividade da AR facilita a implementação atempada de tratamentos adequados. Isto é essencial para prevenir o desenvolvimento da doença (Kumar *et al.*,2017).

Foram desenvolvidos vários índices compostos, como o SDAI (Índice Simplificado de Atividade da Doença), o CDAI (Índice de Atividade Clínica da Doença) e a pontuação DAS 28 (Pontuação Modificada de Atividade da Doença), para avaliar a gravidade da doença.

Nos últimos anos, o Disease Activity Score in 28 Joints (DAS28) tem sido utilizado para avaliar a gravidade da doença em indivíduos com artrite reumatoide (Kumar *et al.*,2017). O sistema de pontuação DAS 28-3 (que utiliza três variáveis: contagem de articulações dolorosas, contagem de articulações inchadas e ESR) é o indicador mais frequentemente utilizado para quantificar a atividade da doença, uma vez que foi amplamente validado e é clinicamente interpretável (Talukdar et al., 2017). Os níveis de atividade da doença são classificados da seguinte forma: remissão ≤2,6, baixa atividade da doença >2,6-3,2, atividade moderada da doença >3,2-5,1 e alta atividade da doença >5,1. (Smolen *et al.*, 2018).

O CDAI é um método de avaliação da atividade da doença que não necessita de reagentes de fase aguda e, por conseguinte, é aplicável em todo o lado (Eissa *et al.*, 2017). O CDAI baseia-se num simples total do número de articulações inchadas e sensíveis em 28 articulações, para além das classificações globais do doente e do médico na escala VAS (0-10 cm), para avaliar a atividade da doença. A eliminação dos testes laboratoriais é o maior benefício do CDAI. Recuperação ($\leq$2,8), Ligeira (2,8-10,0), Moderada (10,2-22,0) e Grave (>22) (Singh *et al.*, 2016).

O SDAI é calculado através da análise de cinco variáveis de resultado: contagem de articulações sensíveis e inchadas (28 articulações), PCR (em mg/dl) e PGA numa EVA de 0-10 cm (Martins *et al.*, 2015). A cura foi definida como uma pontuação de 3,3, a baixa atividade da doença como uma pontuação de >3,3 a 11, e a atividade moderada como uma pontuação de >11 a 26. (Fleischmann *et al.*, 2016).

2.8.3 Investigação imagiológica

Os doentes que apresentam sinais reumáticos ou abarticulares dolorosos, especialmente os que sofreram recentemente o início da sua doença, podem não receber um diagnóstico preciso baseado apenas num exame físico detalhado. Em situações como estas, os reumatologistas podem querer apoio adicional para procurar o envolvimento das articulações ou dos tendões, bem como uma abordagem imagiológica que seja adequadamente objetiva. (Emery, 2015). As técnicas modernas de imagiologia, como a ecografia e a ressonância magnética, são duas ferramentas de diagnóstico que foram recentemente aprovadas para utilização em doentes com AR na monitorização e diagnóstico da atividade da doença (D'Agostino *et al.*, 2016).

A ecografia e a ressonância magnética são mais sensíveis do que o exame físico para identificar objetivamente a inflamação das articulações; no entanto, a ecografia pode dar apenas uma pequena vantagem ao investigar doentes com ACPA e FR positivos (Kondo *et al.*, 2018).

2.8.4. Velocidade de sedimentação eritrocitária (VSG)

A VHS de Westergren é uma forma de medir a distância, em milímetros, que as hemácias caem durante uma hora num determinado tubo. A VHS é um método para medir indiretamente as alterações dos reagentes de fase aguda e das imunoglobulinas. Os reagentes de fase aguda são um grupo de proteínas produzidas no fígado quando há inflamação. Estas proteínas incluem o fibrinogénio, a haptoglobina, a proteína C-reactiva, a alfa-1-antitripsina, entre outras (Sterling ,2015). Também pode ser alterada por componentes do sangue como as imunoglobulinas. Além disso, a VHS pode ser afetada por alterações no tamanho, forma e quantidade dos eritrócitos, que estão associadas à inflamação, bem como por outras variáveis técnicas (Kushner, 2017).

2.8.5. Auto-anticorpos

A ativação aberrante de células B auto-reactivas produz anticorpos, que desempenham um papel importante na patogénese da AR através da formação de complexos imunes e da ativação do complemento (Holers & Banda, 2018). Neste caso, o fator reumatoide (FR) e os anticorpos anti-proteínas citrulinadas são os dois principais tipos de auto-anticorpos encontrados na AR (ACPAs). Quando estes dois autoanticorpos estão presentes, diz-se que uma pessoa tem AR seropositiva (Lin *et al.*, 2020).

Embora a patogénese da AR possa ser heterogénea, a produção de autoanticorpos RF e ACPA foi associada a sintomas clínicos graves, destruição das articulações e pior mortalidade (Smolen *et al.*, 2016).

Os auto-anticorpos RF estão presentes em 69% dos doentes com AR e têm uma especificidade entre 60% e 85% para a doença. É importante lembrar que os FR também podem estar presentes numa variedade de outras doenças, como infecções, alguns cancros e outras doenças reumáticas), bem como em doentes saudáveis (Lin *et al.*, 2020).

A ACPA é normalmente avaliada como IgG no diagnóstico. Além disso, os ACPAs podem existir como isótipos IgM, IgA, IgG1, IgG2, IgG3 e IgG4 O ACPA é identificado utilizando ensaios de segunda geração e é predominantemente composto pela subclasse IgG1, que causa actividades imunológicas Ig. Os complexos imunitários que contêm ACPA são capazes de estimular a libertação de TNF pelos macrófagos, para além da ativação celular mediada por

FcR. Além disso, foi demonstrado que o ACPA ativa diretamente os monócitos, resultando na produção de citocinas, e ativa o sistema do complemento (Joshua, 2017; Bugatti *et al.*, 2018).

Os auto-anticorpos ACPA, que podem ser do isótipo IgG, IgA ou IgM, podem ligar-se a resíduos de proteínas citrulinadas de numerosas auto-proteínas, incluindo colagénio de tipo II, histonas, fibrinogénio, fibronectina, vimentina e enolase. Os ACPAs estão presentes em 60-80% dos doentes com AR, enquanto a sua especificidade para a doença varia entre 85-99%. 40% dos doentes positivos para FR e ACPAs desenvolverão doença (Gerlag *et al.*,2019;Lin *et al.*,2020).

Os ACPAs podem ser descobertos na corrente sanguínea dos doentes até 10 anos antes de estes apresentarem os primeiros sintomas de uma condição conhecida como artrite pré-reumatoide, pelo que o diagnóstico da doença nas suas fases iniciais pode beneficiar grandemente da presença destes anticorpos. (Holers & Banda, 2018).

Estudos que mostram uma ligação entre a presença de ACPAs e o risco de erosão óssea sugerem que os ACPAs estão envolvidos na erosão óssea. Neste caso, os ACPAs podem aumentar a reabsorção óssea através de: 1) ativação de macrófagos mediada por complexos imunes, que então produzem citocinas pró-inflamatórias (por exemplo, TNF-, RANK-L), que aumentam a diferenciação de osteoclastos; ou 2) reconhecimento direto de proteínas citrulinadas na superfície de células precursoras de osteoclastos, o que leva à geração efetiva de osteoclastos (Coutant ,2019).

Os danos nos ossos e na cartilagem são comuns em pessoas com ACPA, e esta condição está associada a uma evolução mais grave da doença (Chirila *et al.*,2021; Chirila *et al.*,2021). Os doentes com AR têm ACPA e fator reumatoide (FR) no sangue anos antes de lhes ser diagnosticada AR. Embora estes auto-anticorpos, em particular o péptido citrulinado anticíclico (anti-CCP), sejam altamente específicos (~95-99%) para a AR, a sensibilidade naqueles que mais tarde desenvolvem AR é notavelmente inferior. No entanto, a sensibilidade destas combinações é ainda limitada. Biomarcadores adicionais que melhorem a sensibilidade para a AR, mantendo uma elevada especificidade, seriam ferramentas úteis de diagnóstico e previsão (Gan et al., 2015).

Em contraste com a citrulinação, que altera os resíduos de arginina, a homocitrulinação (também chamada de carbamilação) ocorre quando os resíduos de lisina são alterados. Assim, embora os resíduos de homocitrulina sejam estruturalmente semelhantes aos de citrulina, encontram-se em locais diferentes da proteína, têm aminoácidos diferentes ao seu lado e são, por definição, antigénios diferentes. Verificou-se que cerca de 16-20% dos doentes ACPA-negativos têm anticorpos que visam esta PTM; estes anticorpos são conhecidos como anticorpos anti-carbamilação de proteínas, e a sua presença está correlacionada com o rápido agravamento do dano radiográfico (M. Brink *et al.*, 2015).

Recentemente, foram encontrados autoanticorpos contra o anti-CarP em doentes com AR. Além disso, uma investigação retrospetiva descobriu que os anticorpos anti-CarP foram apresentados em doentes com AR quatro anos antes do diagnóstico. Os anticorpos anti-carbamilação de proteínas detectam proteínas apenas após a conversão enzimática do aminoácido arginina no aminoácido citrulina pelas enzimas peptidil-arginina deiminase (PAD) (Derksen *et al.*, 2017).

Apesar do facto de os Abs anti-CarP se ligarem a proteínas em que a lisina foi quimicamente transformada em homocitrulinas, a estrutura química da homocitrulina é muito semelhante à da citrulina. Foram detetados anticorpos anti-CarP em 16% dos doentes com AR sem ACPA (Mankia & Emery, 2016; Falkenburg & van Schaardenburg, 2017).

Os anticorpos anti-CarP no soro de doentes com AR podem ter valor diagnóstico e prognóstico, particularmente em doentes com FR e ACPA negativos, devido à sua associação com a atividade da doença e erosões articulares (Elsayed *et al.*, 2019). Os anticorpos anti-CarP têm estado presentes no soro de 36 a 45% dos doentes com AR (Othman *et al.*,2017). No entanto, os factores de risco relatados que influenciam a geração de anticorpos anti-CarP permanecem sem suporte (Verheul *et al.*,2016).

Além disso, a insuficiência renal e a inflamação crónica também têm sido associadas a um aumento da carbamilação (Kalim *et al.*,2014).Os doentes com artralgia que apresentam um teste positivo para os anticorpos anti-CarP Abs têm maior probabilidade de desenvolver artrite reumatoide e de sofrer uma progressão radiográfica mais rápida do que a população geral e a população de AR ACPA-negativa (Ajeganova *et al.*,2016).

Além disso, a presença de anticorpos anti-CarP na artrite inflamatória sugere que estes podem contribuir para o desenvolvimento da doença crónica (Chimenti *et al.*, 2015).

2.8.6. Quimiocina

As quimiocinas, um tipo de citocina quimiotáctica, regulam a migração das células imunitárias, tanto em situações de saúde como de doença. A contribuição imunológica patológica que dão para uma vasta gama de doenças e a manutenção da homeostase dependem fortemente das suas actividades. Existem mais de cinquenta ligandos e receptores de quimiocinas diferentes, todos eles com uma sequência primária de aminoácidos comum, caracterizada por uma certa disposição dos resíduos de cisteína. (Hughes & Nibbs,2018).

Todos os leucócitos possuem receptores de quimiocinas, que podem ser divididos em dois grupos: 1) receptores de quimiocinas acoplados à proteína G serpentina e 2) receptores de quimiocinas atípicos. Alguns receptores de quimiocinas têm muitos ligandos, enquanto muitos ligandos de quimiocinas podem ligar-se a mais do que um recetor. Isto acontece especialmente com as quimiocinas que desempenham um papel nos processos inflamatórios (Elemam *et al.*,2020).

Os principais papéis das quimiocinas são o movimento de leucócitos, a proliferação celular, a sobrevivência, a diferenciação, a degranulação e a síntese de citocinas. A migração de leucócitos é essencial para a rápida mobilização de células imunitárias inatas para remover agentes patogénicos, evitar a infeção microbiana e induzir a inflamação numa tentativa de reparar os danos (Sokol & Luster,2015 ;Ridiandries *et* al.,2016).

Qualquer desequilíbrio no sistema de quimiocinas pode provocar uma falha na vigilância imunitária, o que pode causar doenças como a autoimunidade, a doença inflamatória crónica, a alergia, o cancro e a aterosclerose (Elemam *et al.*, 2020).

A inflamação crónica representada na sinóvia da AR deve-se à libertação de uma variedade de mediadores, incluindo quimiocinas, citocinas, metaloproteinases de matriz (MMPs) e factores de crescimento, causando assim a ativação contínua dos sistemas imunitários inato e adaptativo. Além disso, os receptores e ligandos de quimiocinas têm sido implicados em diferentes processos de desenvolvimento da AR, incluindo a inflamação e a angiogénese (Elemam *et al.*, 2020). Numa fase inicial, foram expressos CCL4, CXCL4, CXCL7 e CXCL13, enquanto CCL3 e CCL9 foram libertados em fases posteriores (Greisen *et al.*, 2014).

A CXCL13, também designada por quimio-atração de linfócitos B (BLC) ou quimiocina 13 com motivo C-X-C, é uma quimiocina fundamental que ajuda a ativar as células em locais linfóides e não linfóides. Liga-se ao seu próprio recetor, CXCR5, e transporta células B e células T auxiliares foliculares que expressam CXCR5 (Bechman *et al.*,2020).

Nas fases iniciais da AR, a CXCL13 é libertada por células CD4+T auxiliares, células dentríticas e macrófagos nos tecidos sinoviais inflamatórios. O TNF e a IL-6 são responsáveis pela sua regulação. A sinóvia inflamada com CXCL13 sobre-expressa atrai células B e promove o desenvolvimento de folículos linfóides ectópicos (ELF) (Allam *et al.*,2019).

Nas fases iniciais da doença, estes ELF criam um bom ambiente para a ativação das células B, a maturação e a produção de citocinas pró-inflamatórias e de auto-anticorpos. Isto leva a uma inflamação crónica contínua e a danos nas articulações (B.K. Han *et al.*,2016).

Demonstrou ser consideravelmente mais elevada na AR inicial do que na doença avançada. Além disso, a sua concentração sérica foi fortemente associada à pontuação DAS28, ao FR e aos ACPAs. Quando comparado com o fator reumatoide e o péptido citrulinado anti-cíclico, o CXCL13 tem um melhor desempenho de diagnóstico e pode ajudar na identificação precoce da AR (Allam *et al.*,2019). Foi demonstrado que os níveis séricos de CXCL13 estão aumentados em doentes com artrite reumatoide, em especial nos que apresentam FR e anticorpos anti-CCP (Han *et al.*,2016).

2.9 Gravidade da artrite reumatoide

O grau de lesão estrutural, a ocorrência de sintomas extra-articulares e/ou o desenvolvimento de complicações são os factores que indicam a gravidade da doença da AR. A atividade da doença da AR tem sido medida utilizando parâmetros clínicos que foram desenvolvidos por organizações internacionais e que são geralmente aceites pelos profissionais de saúde. A atividade da doença na artrite reumatoide é tipicamente avaliada utilizando o Disease Activity Score (DAS) e índices como o Clinical Disease Activity Index (CDAI) e o

Simplified Disease Activity Index (SDAI) (Vittecoq *et al.*, 2018; Torgutalp *et al.*, 2021).

Os biomarcadores da artrite reumatoide (AR) são essenciais para o diagnóstico precoce e para o tratamento do objetivo na gestão da AR. Além disso, não foi identificado nenhum biomarcador específico para avaliar a progressão da doença da AR (Dissanayake *et al.*, 2021).

Os auto-anticorpos são biomarcadores essenciais para o diagnóstico e o prognóstico da artrite reumatoide (AR). Alguns exemplos de auto-anticorpos são o fator reumatoide e os anticorpos contra proteínas anticitrulinadas. Os doentes com AR apresentam tipicamente tipos mais graves e agressivos da doença, bem como um nível mais elevado de incapacidade funcional. Além disso, o ACCP foi associado a uma progressão radiográfica mais grave, como a formação de nódulos reumatoides (Robinson & Mao, 2016; Gavrilă *et al.*, 2016).

Um novo teste para identificar anticorpos anti-carboidratos de proteínas (anti-CarP) em pessoas com doença de AR (Kumar *et al.*, 2017). À semelhança dos anticorpos anti-CCP, os anticorpos anti-CarP foram encontrados no soro antes de aparecerem sintomas de AR (Mohamed *et al.*, 2020). A positividade dos anticorpos anti-CarP está associada a uma evolução mais grave da doença, é observada anos antes do início da doença e pode ser capaz de prever a AR. (Verheul *et al.*, 2017).

Descobriu-se que um novo biomarcador para a gravidade da doença da AR é o CXCL13, que desempenha um papel crucial na patogénese da AR (Bugatti *et al.*,2014).Como potencial preditor de AR grave, o CXCL13 sérico foi associado a marcadores inflamatórios, sinovite, FR e ao Disease Activity Score 28. (Elemam *et al.*,2020).

2.10 Tratamento

Os objectivos da gestão clínica da artrite reumatoide incluem facilitar o acesso rápido a um diagnóstico e a cuidados óptimos, bem como a utilização de uma variedade de medicamentos aprovados para esta doença. Os doentes diagnosticados com artrite reumatoide têm mais hipóteses de entrar em remissão se receberem um diagnóstico rápido, seguirem uma estratégia de tratamento orientada e mantiverem uma monitorização e um controlo rigorosos da sua doença (Burmester & Pope,2017). De acordo com os princípios do tratamento até ao alvo, o objetivo do tratamento deve ser a remissão completa ou a baixa atividade da doença (Kobak & Bes, 2018).

As terapêuticas que apenas reduzem os sintomas, como os anti-inflamatórios não esteróides ou os analgésicos, não evitam a progressão da lesão e a incapacidade irreversível. Estes medicamentos devem ser utilizados apenas como tratamento adjuvante, sintomático ou a curto prazo, até à confirmação do diagnóstico. Um DMARD é uma terapêutica de segunda linha que é descrita como um medicamento que interfere com os sintomas da AR, melhora a função física e diminui a progressão da degeneração articular. O metotrexato foi designado como o medicamento âncora para o tratamento da artrite reumatoide porque é significativamente mais eficaz, melhor tolerado e associado a menos efeitos secundários do que outros medicamentos anti-reumáticos modificadores da doença (DMARD) (Pincus, 2016; Aletaha & Smolen, 2018; Bullock *et al.*, 2019).

Para além do facto de alguns doentes não responderem ao tratamento, nenhum destes medicamentos é eficaz na cura da artrite reumatoide (AR), que normalmente requer tratamento durante toda a vida e está associada a um declínio progressivo da potência, a um aumento da toxicidade e ao desenvolvimento de efeitos adversos graves (Curtis *et al*, 2016).

Capítulo 3: Materiais e métodos

3. Materiais e métodos

3.1. Doentes e grupos de controlo

O estudo foi efectuado em 60 doentes com artrite reumatoide escolhidos aleatoriamente na Cidade de Ensino de Al-Sadr, na província de Al-Najaf, no Iraque, e no Hospital Al-Husainia, em Karbala. Participaram no estudo 14 homens e 46 mulheres. O estudo foi realizado entre novembro de 2021 e março de 2022. A idade dos doentes e dos controlos varia entre os 20 e os 70 anos.

Os médicos consultores determinaram que o doente sofria de artrite reumatoide. Os nomes dos pacientes, idades, géneros, diabetes, hipertensão e pesos foram todos recolhidos por questionário.

Sessenta pessoas, 19 homens e 41 mulheres, que aparentavam estar de boa saúde, serviram de grupo de controlo. A maioria das idades dos pacientes também coincidia com a sua.

De acordo com os dados das perguntas dos reumatologistas aos doentes com AR, o investigador efectuou o DAS-28-ESR e o CDAI para classificar os doentes com AR, em função do DAS28-ESR, em ligeiros, moderados e graves, utilizando a equação do sítio Web (https://www.mdcalc.com/disease-activity-score-28-rheumatoid-arthritis-esr-das28-esr#evidence).

As 28 pontuações de articulações sensíveis e inchadas visam as mesmas articulações (ombros, cotovelos, punhos, articulações metacarpofalângicas, articulações interfalângicas proximais e joelhos). O cálculo da pontuação é efectuado da seguinte forma;

DAS28-ESR= (0,56*√ (contagem de articulações doridas) +0,28*√ (contagem de articulações inchadas) +0,7*ln (ESR)+0,014*(saúde global))

Nota para DAS28- ESR

❖ TJC28: O número de articulações sensíveis (0-28).

❖ SJC28: O número de articulações inchadas (0-28).

❖ ESR: A taxa de sedimentação de eritrócitos (em mm/h).

❖ GH: A avaliação global da saúde do doente (de 0=melhor a 10=pior).

Observe se a pontuação do DAS28-ESR é:

❖ < 2,6 Remissão

❖ ≥ 2,6 - < 3,2 Baixa atividade (ligeira)

❖ ≥ 3.2 - ≤ 5.1 Atividade moderada (Moderada)

❖ > 5.1 Atividade elevada (Sever).

Equação para o CDAI geral:

CDAI = Contagem de articulações doridas + Contagem de articulações inchadas + Atividade global do doente + Atividade global do prestador.

Nota para o CDAI:

❖ TJC28: O número de articulações sensíveis (0-28).

❖ SJC28: O número de articulações inchadas (0-28).

❖ PaGH: A avaliação global da saúde do doente (0=melhor a 10=pior).

❖ PrGH: A avaliação global da saúde do prestador de cuidados (0=melhor a 10=pior).

Interpretação da pontuação:

❖ ≤ 2,8 Remissão
❖ > 2,8 - 10,0 Baixa atividade
❖ 10,0 - 22,0 Atividade moderada
❖ >22,0 Atividade elevada

Dependendo da resposta dos doentes ao tratamento, os doentes são divididos em Boa e Má resposta ao tratamento.

3.1.1. Conceção do estudo

Este estudo é um estudo de caso-controlo realizado nas províncias de Najaf e Karbala, com uma amostra de sessenta indivíduos que sofrem de AR e sessenta indivíduos que não sofrem de AR.

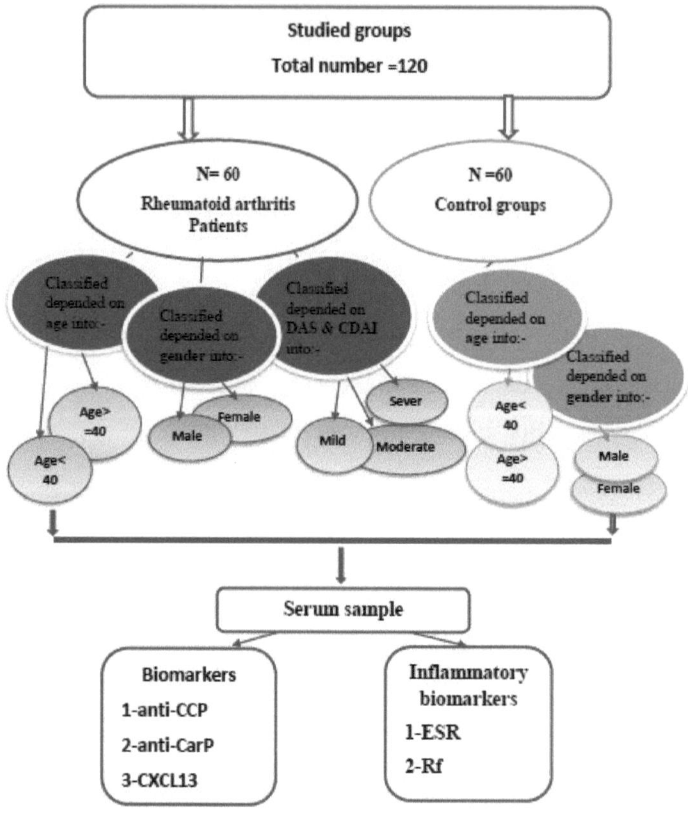

Figura (3.1): Plano do desenho da experiência utilizado neste estudo.

3.1.2. Ética e autorização

O comité de ética da Faculdade de Medicina da Universidade de Kufa deu a sua bênção a este estudo antes mesmo de ele começar. Todos os participantes (60 doentes e 60 controlos) foram informados sobre o objetivo do estudo e todos consentiram em fazer uma colheita de sangue e em preencher um questionário.

3.1.3. Critérios de inclusão

1- Todos os doentes potencialmente elegíveis para inclusão na investigação serão submetidos a um processo de diagnóstico exaustivo para garantir que têm AR. Os doentes com idades compreendidas entre os 20 e os 70 anos que tenham sido diagnosticados com artrite reumatoide por um reumatologista utilizando os critérios ACR/EULAR de 2010 e que tenham uma pontuação de seis ou superior neste critério. 2- Participaram no grupo saudável como simples controlo. As suas idades eram semelhantes às dos doentes.

3.1.4. Critérios de exclusão: -

1- Pessoas com historial de alergias graves

2- Outras doenças auto-imunes

3- Não será permitida a participação de tumores malignos.

3.1.5. Colheita de amostras de sangue

A cada doente e participante de controlo foram retirados cinco a dez mililitros de sangue de uma veia com uma agulha e seringas de plástico. Depois de deixar o sangue coagular durante dez minutos à temperatura ambiente, foi centrifugado a quatro mil rotações por minuto durante quinze minutos. A amostra de soro de cada doente foi colocada num tubo Eppendorf e depois dividida em três partes iguais. Os tubos foram conservados a uma temperatura de -20 a -45 °C até serem utilizados. Durante o teste ESR, o sangue é colocado num tubo Westergren até atingir a marca dos 200 mm.

3.2 Materiais

3.2.1 Equipamento para plástico e vidro

Tabela (3.1): Os equipamentos desta pesquisa e as empresas que os fabricaram:

Não.	Equipamento	Empresa/origem
1	Tubos de soro em gel 5, 10 ml	Unimedica /Iraque
2	Seringas estéreis descartáveis, 5,10ml	Chanzou / China
3	Pontas de pipetas descartáveis	Bio-Hit / Finlândia
4	Tubos Eppendorf, 1,5, 2 ml	Eppendorf/ Alemanha
5	Tubos ESR descartáveis	Chanzou / China
6	Luva descartável	SDN BHD / Malásia

3.3.2 Instrumentos

A Tabela (3.2) mostra o instrumento utilizado neste estudo com as respectivas empresas:-

N0.	Instrumentos	Empresa/origem
1	Centrifugadora Rotofix 32	Hettich/ Alemanha
2	Congelamento profundo	Hettich/Japão
3	Incubadora	Memmert/Alemanha
4	Unidade ELISA	Biotecnologia - EUA
5	Frigorífico	Concórdia/Líbano
6	Micro pipetas de diferentes tamanhos	Eppendorf- Alemanha

| 7 | Estante ESR | Chanzou / China |

3.2.3 Kits

Tabela (3.3): mostra os Kits utilizados neste estudo com as suas empresas:-

Não	Kit	Empresa
1	CXCL13 (Kit ELISA)	Laboratório de bioensaios
2	Anti-CarP (Kit ELISA)	Laboratório de bioensaios
3	Anti CCP(Kit ELISA)	Laboratório de bioensaios
4	Kit fator reumatoide-látex	SPINREACT,S,U.A

3.3 Análises laboratoriais

3.3.1 Taxa de sedimentação eritrocitária (VSG)

3.3.1.1 Princípio do ESR

A velocidade de sedimentação eritrocitária (VHS) era um exame comum para determinar se uma doença estava ativa ou não. Como as hemácias e o líquido em que estavam tinham densidades diferentes, as hemácias sedimentavam. Na maioria dos casos, o aumento da VHS é causado por um aumento das proteínas plasmáticas, conhecidas como globulinas de fase aguda. Com menos frequência, o aumento da VHS é causado por características das hemácias.

3.3.1.2 Procedimento da taxa de sedimentação de Westergren modificada

A-1tampa do frasco pré-cheio (0,2 ml de diluente de citrato de sódio (3,8 por cento)). Para obter a diluição 4:1 necessária, utilize uma pipeta descartável para adicionar 0,8 ml de sangue ao frasco até atingir o fundo da linha de enchimento.

2-Para misturar, o percal parou e rodou suavemente várias vezes.

3-Coloque o frasco no seu suporte numa superfície plana com cuidado e coloque a pipeta de plástico na rolha perfurável até que a pipeta se ligue à extremidade do frasco. A membrana da rolha foi programada para aquecer quando a pipeta é introduzida com uma ligeira pressão. A pipeta leva automaticamente o sangue de volta ao zero, e qualquer excesso fluirá para o reservatório.

4- Deixe a amostra repousar durante uma hora antes de medir os resultados da sedimentação de eritrócitos em milímetros. O tubo não deve ser movido ou vibrado e a temperatura da sala deve manter-se constante.

3.3.2 Ensaio do fator reumatoide

3.3.2.1 Princípio de RF

É utilizado um teste de aglutinação em lâmina para identificar factores reumatóides no soro humano. O látex coberto por IgG humana foi aglutinado, enquanto misturado com as amostras contendo FR.

3.3.2.2 Procedimento do ensaio RF:

Antes da utilização, todos os reagentes foram aquecidos à temperatura ambiente (18 - 25 °C). A baixas temperaturas, a sensibilidade do teste pode ser reduzida.

1. A amostra e os controlos foram colocados na lâmina descartável.

2. Foram colocados 50 microlitros de amostra e 1 gota de cada controlo positivo e negativo em círculos separados na lâmina.

3. Depois de ter sido vigorosamente agitado ou colocado num misturador vórtex antes da sua utilização, o reagente de látex foi preparado para utilização, colocando-se uma gota do mesmo junto das amostras que iam ser testadas, bem como do controlo.

4. Utilizando um bastão de mistura descartável, o líquido foi disperso por toda a área do campo de ensaio. Para cada amostra, utilizou-se um novo bastão.

5. Durante dois minutos, uma lâmina foi suspensa num rotador elétrico a (80-100) voltas por minuto. É provável que, após mais de dois minutos, apareçam resultados falsamente positivos no teste.

3.3.3 Ensaio Ab anti-CCP

3.3.3.1 Princípio do ensaio do teste Ab anti-CCP

É um ensaio de imunoabsorção enzimática (ELISA). O Ab anti-CCP foi pré-revestido na placa. A amostra que contém o Anti-CCP é adicionada e fixa-se ao Ab revestido nos poços. Em seguida, adiciona-se à amostra o Ab anti-CCP humano biotinilado, que se liga ao Anti-CCP. Adiciona-se então estreptavidina-HRP, que se liga ao Ab anti-CCP biotinilado. A estreptavidina-HRP não ligada é removida da reação durante a fase de lavagem que se segue à fase de incubação.

Depois disso, adiciona-se a solução de substrato e a cor desenvolve-se com base na quantidade de Anti-CCP utilizada. Em seguida, o processo é interrompido com uma solução de paragem ácida e a absorvância a 450 nm é calculada.

Nota:-Os conteúdos dos kits ELISA Anti-CCP Ab estão listados no apêndice.

3.3.3.2 Preparação do reagente do teste Ab anti-CCP

<u>Nota</u>: Antes de poder utilizar qualquer um dos reagentes, teve de os aquecer (à temperatura ambiente).

<u>Padrão</u>: A produção de uma solução-mãe padrão com uma concentração de 320 ng/ml foi conseguida através da reconstrução de 120 ul do padrão a 640 ng/ml com 120 ul do diluente padrão. Iniciámos o processo de criação de pontos-padrão duplicados diluindo primeiro a "solução-mãe padrão" com o diluente padrão, o que resultou na produção de soluções com concentrações de (160, 80, 40 e 20n) ng/ml, respetivamente. Isto permitiu-nos criar pontos padrão duplicados que podem ser utilizados para comparação. O padrão 0 é o diluente padrão, que tem uma concentração de zero ng/ml. Quaisquer soluções que ainda estivessem disponíveis após o processo foram congeladas a -20 graus Celsius e consumidas no prazo de um mês.

3.3.3.3 Procedimento do ensaio anti-CCP:

1. Antes de utilizar quaisquer reagentes, levou-os à (temperatura ambiente). A experiência foi realizada totalmente à temperatura ambiente e todos os reagentes, soluções padrão e amostras foram preparados de acordo com as instruções.

2. Depois de determinar a quantidade necessária de tiras para o teste, insira-as nas molduras adequadas para que possam ser utilizadas. Foi utilizada uma gama de temperaturas de 2-8 graus Celsius para conservar as tiras não utilizadas.

3. Adicionou-se o volume de cinquenta microlitros de padrão ao poço para o padrão.

4. Adicionou-se um volume de amostra de 40 l a cada um dos poços de amostra, seguido rapidamente pela adição de 10 ml de Ab anti-Anti-CCP a cada um dos poços de amostra e, finalmente, 50 ml de estreptavidina-HRP a cada um (poços de amostra e poços padrão). Para um bom grau. A placa deve então ser selada e deve ser incubada a 37 graus Celsius durante uma hora.

5) O vedante foi eliminado e a placa foi limpa com tampão de lavagem num total de 5 vezes. Poços Depois de mergulhados em pelo menos 0,35 ml de tampão, cada lavagem durando entre 30 segundos e 1 minuto, a amostra foi enxaguada. Em alternativa, utilizou-se a lavagem automática, em que cada poço foi aspirado, decantado e lavado cinco vezes com tampão de lavagem. Para secar a placa, utilizaram-se toalhas de papel ou outro material que pudesse absorver o líquido.

6. Foi fornecido a cada poço um volume de 50 l de solução de substrato A e, em seguida, cada poço recebeu 50 l de solução de substrato B. Na ausência de luz, uma placa coberta foi aquecida a 37 graus Celsius durante 10 minutos.

7. Aplique uma quantidade de 50 microlitros de solução de paragem em cada poço e a tonalidade azul deve transformar-se rapidamente em amarelo.

8. A DO de cada poço deve ser calculada diretamente utilizando um leitor de microplacas com a regulação de 450 nm, o que deve ser feito nos dez minutos seguintes à adição da (solução de paragem).

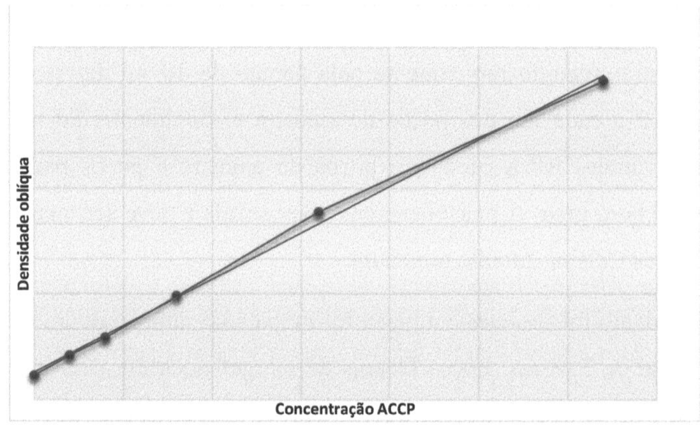

Figura (3.2): Cálculo da concentração de ACCP.

3.3.4 Ensaio CXCL13

3.3.4.1 Princípio do ensaio CXCL13:

Neste kit foi utilizado um ensaio imuno-sorvente ligado a enzimas. A placa já foi pré-revestida com o BLC-1; CXCL13 Ab. A amostra tem BLC-1, e a adição de CXCL13 fez com que se ligasse aos anticorpos que foram revestidos nos poços. A amostra recebe então um anticorpo Biotinylated HumanBLC-1; CXCL13Antibody, que se liga à corrente BLC-1;CXCL13 na amostra. O anticorpo biotinilado BLC-1; CXCL13 Ab é então ligado à estreptavidina-HRP, que é depois adicionada à mistura. A estreptavidina-HRP não ligada é removida da reação durante o passo de lavagem que se segue ao passo de incubação. Depois disso, adiciona-se o material de substrato e a cor muda de forma proporcional à concentração de CXCL13. Após a adição de uma solução de paragem ácida, a absorvância a 450 nm é então calculada.

Nota:-Os conteúdos dos kits ELISA Anti-CCP Ab estão listados no apêndice.

3.3.4.2 Preparação dos reagentes do teste CXCL13

Todos os reagentes foram deixados à temperatura ambiente antes de serem utilizados.

<u>Padrão</u>: Ao misturar 120 1 do padrão, que tinha uma quantidade de 2400 ng/L, com 120 1 do diluente padrão, foi feito um material de stock padrão com uma quantidade de 1200 ng/L. Antes de iniciarmos o processo de diluição, deixámos o padrão repousar durante quinze minutos enquanto o misturávamos suavemente. O nosso primeiro passo na produção de pontos padrão duplicados envolveu a diluição da solução de stock padrão (1200ng/L) com diluente padrão por um fator de (1:2). Como consequência, foram obtidas concentrações de 600ng/L, 300ng/L, 150ng/L e 75ng/L. O padrão 0 é o diluente padrão

com uma concentração de 0 ng/L. Qualquer solução que não seja consumida no prazo de um mês deve ser congelada e mantida a uma temperatura de -20 C no congelador.

3.3.4.3 Procedimento do ensaio CXCL13

1 .Todos os reagentes, soluções padrão e amostras foram preparados de acordo com as instruções.

2. É necessário determinar o número de tiras que serão necessárias para o ensaio.

3. Recomenda-se que sejam adicionados 50 microlitros de padrão ao poço).

4. Foram injetados 40 ml de amostra nos poços de amostra. Em seguida, adicionar 10 microlitros de anti-BLC-1;CXCL13Ab e, finalmente, injetar 50 ml de estreptavidina-HRP nos poços de amostra e padrão. A placa foi então selada com selante e incubada a 37 graus Celsius durante 1 hora.

5. O selador foi retirado e a placa foi lavada com tampão de lavagem cinco vezes antes de prosseguir, removendo o excesso de líquido da placa com toalhas de papel.

6. Em seguida, adicionou-se um volume de 50 ml de solução de substrato. placa que foi fechada e incubada durante 10 minutos a 37 graus Celsius no escuro.

7. Adicionar 50 ml de solução de paragem.

8. O valor da DO de cada poço deve ser determinado imediatamente utilizando um leitor de microplacas com a regulação de 450 nm, o que deve ser feito nos 10 minutos seguintes à adição da solução de paragem.

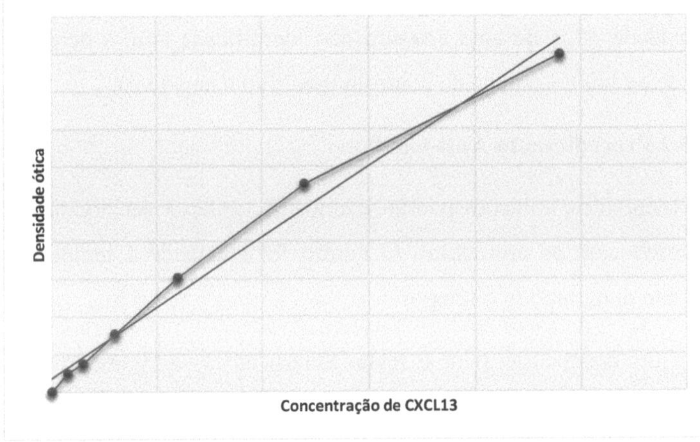

Figura (3.3): Cálculo da concentração de CXCL13.

3.3.5 Ensaio Anti-CarP

3.3.5.1 Princípio do Anti-CarP

Este kit utiliza um teste de imunoensaio enzimático de fase inversa altamente preciso como base. Na placa de microtitulação, foi pré-revestido um antigénio específico para o alvo. Incube os poços com amostras ou controlos positivos e negativos. O antigénio na placa liga-se aos anticorpos presentes nas amostras. Durante a fase de lavagem, o anticorpo não ligado é removido utilizando a fase de enxaguamento. Após este passo, adiciona-se um anticorpo de deteção conjugado com peroxidase de rábano (HRP) e deixa-se incubar. A

HRP não ligada é removida do sistema durante uma fase conhecida como lavagem. A reação é interrompida quando se coloca uma solução de paragem ácida na mistura, o que faz com que a cor mude para amarelo a 450 nm (a unidade de medida). Assim, é possível detetar a presença ou não de proteínas anti-carbamiladas comparando a densidade ótica de uma amostra não identificada com a densidade ótica de ambos os grupos de controlo (positivo e negativo).

3.3.5.2 Procedimento Anti-CarP

1-Os (reagentes, soluções padrão e amostras) estão a ser organizados de acordo com os protocolos. O ensaio foi efectuado à temperatura ambiente durante todo o tempo.

2-As tiras necessárias para o teste. Foram adicionadas às armações para poderem ser utilizadas. As tiras não utilizadas podem ser conservadas a uma temperatura de 4º C durante um mês.

3-Um conjunto de poços que estão em branco e não contêm quaisquer soluções.

4 - Colocar um volume de 50 ml do controlo negativo em todos os alvéolos que contêm o controlo negativo e um volume de 50 ml do controlo positivo em todos os alvéolos que contêm o controlo positivo. Depois de adicionar 40 l de diluente de amostra e, em seguida, 10 ml de amostra, misturar bem o conteúdo do poço de amostra.

5-A placa é coberta com um vedante e colocada numa incubadora a 37 C durante um período de 30 minutos.

6. O vedante foi retirado e a placa foi limpa com tampão um total de cinco vezes.

7-Derramou-se uma quantidade de 50 ml de HRP em todos os poços (exceto no branco). um prato plano Incubou-se durante meia hora a 37 graus Celsius com a superfície coberta com selante.

8-Acrescentou-se um volume de 50 ml de solução de substrato e misturou-se o conteúdo dos poços. bandeja com uma tampa Incubou-se no escuro durante dez minutos à temperatura de 37 C.

9- Deita-se uma quantidade de cinquenta microlitros de material de paragem.

10 Poucos minutos após a adição da solução de paragem, ler a densidade ótica de cada poço com um leitor de microplacas regulado para 450 nm. Este procedimento deve ser efectuado em 15 minutos.

3.3.5.3 Cálculo dos resultados do Anti-CarP

1-Cálculo de um valor médio utilizando medições de amostras em duplicado ou triplicado.

 2- Comparação da amostra com o controlo.

<u>Controlo de qualidade:-</u>

❖ (A média) OD≥1.00 (positivo)
❖ (A média)OD ≤0,10(negativo)

Resultados :-

❖ Valor de corte = valor médio do Controlo Negativo + 0,15
❖ Amostra OD< Valor de corte: Negativo

❖ OD amostra≥ Valor de corte: Positivo

3.4 Análise estatística

Os resultados deste estudo foram processados através do programa SPSS versão 20, que foi utilizado para analisar os resultados.

1-Os parâmetros categóricos foram apresentados como frequências e percentagens, e as variáveis contínuas foram apresentadas como média e DP.

2-O teste de Shapiro-Wilk mostrou que nenhuma das variáveis do estudo tinha uma distribuição normal (p <0,0001).

3-O teste U de Mann Whitney foi utilizado para comparar os grupos estudados, o género, a idade, a duração da doença, os grupos Anti-CarP e a resposta ao tratamento.

O teste 4-Kruskal-Wallis foi utilizado para comparar o DAS-ESR28 e o CDAI. Para determinar a relação entre as variáveis do estudo, foram utilizadas correlações de Pearson com gráficos dispersos.

5-O teste do Qui-quadrado e os gráficos de barras foram utilizados para examinar e mostrar as correlações entre os índices de gravidade e a resposta ao tratamento.

6-A provável utilidade dos anticorpos CXCL13 e anti-CarP como indicadores de diagnóstico de AR em comparação com os anticorpos RF e anti-CCP foi medida pela curva ROC de desempenho. O valor de P foi considerado significativo se fosse 0<=,05.

Capítulo 4: Resultados

4. Resultados

4.1 Descrição dos grupos de estudo

Este estudo incluiu um total de 60 indivíduos a quem foi diagnosticada AR, bem como 60 indivíduos saudáveis que serviram de controlo. Na Tabela (4.1), são comparadas as características sociodemográficas dos doentes e dos indivíduos de controlo. A maioria dos doentes eram mulheres 46 (76,7%), o que faz com que o rácio de doentes do sexo feminino para o masculino seja de 3,2:1.

Além disso, 16 pacientes (26% do total) residiam em áreas rurais, enquanto 44 pacientes (73,3% do total) residiam em áreas urbanas. De acordo com a idade, a maioria dos doentes com AR encontra-se na faixa etária dos =>40 anos (45; 75%), e os dados mostram que a maioria dos casos se verificou em pessoas casadas (56, 93,3%), sendo a maioria das donas de casa 66,7%. A percentagem de pessoas que sofrem de AR que também têm hipertensão foi de 26,7%, enquanto a percentagem de pessoas que sofrem de diabetes foi de 20%.

A tabela (4.1) apresenta sessenta amostras representativas de controlos, cada uma das quais representa o perfil sócio-demográfico de um sujeito que participou neste estudo. De acordo com a idade, a maioria dos controlos encontrava-se na faixa etária =>40 anos. O grupo de controlo tinha uma idade média de 42,8±1,5 anos e um peso médio de 79,2±12,7. Foram 41 mulheres e 19 homens que serviram de controlos.

De acordo com os resultados, a maioria dos indivíduos saudáveis era casada (57%), vivia em centros urbanos36 (60%) e era dona de casa (68,3%), respetivamente. As percentagens de hipertensão e diabetes no grupo de controlo foram de 20% e 15%, respetivamente.

Tabela (4.1): Características demográficas e clínicas da população em estudo

Variável		Doentes com AR Não. (%)	Controlo Não. (%)
Faixa etária	**<40**	15(25)	21(35)
	=<40	45(75)	39(65)
Idade média ±SD		45.3±1.3	42.8±1.5
Peso médio ±SD		75.6±12.6	79.2±12.7
Estado	**Casado**	56(93.3)	57(95)
	Individual	4(6.7)	3(5)
Género	**Homem**	14(23.3)	19(31.7)
	Feminino	46(76.7)	41(68.3)
Residência	**Urbano**	44(73.3)	36(60)
	Rural	16(26.7)	24(40)
ocupação	**Dona de casa**	40(66.7)	41(68.3)
	empregador	12(20)	12(20)
	Trabalhador livre	8(13.3)	7(11.6)
Hipertensão	**Sim**	16(26.7)	12(20)
	Não	44(73.3)	48(80)

Diabetes	Sim	12(20)	9(15)
Mellitus	Não	48(80)	51(85)

4.2 Parâmetros clínicos dos pacientes

Os parâmetros clínicos dos doentes são descritos mais claramente na tabela (4.2). Relativamente aos antecedentes familiares do doente, 13 (21,7% de todos os doentes com AR) têm antecedentes familiares da doença, enquanto 47 (78,3% de todos os doentes com AR) não têm antecedentes familiares. Para além disso, 32 doentes (53,3% do total) foram classificados como regulares na toma do tratamento, enquanto 28 doentes (46,7% do total) se enquadraram nesta categoria. Os doentes foram também classificados como tendo uma boa resposta ao tratamento 40 (66,7%) ou uma má resposta ao tratamento 20 (33,3%).

O nosso estudo classificou os doentes com AR em três grupos com base na sua pontuação de atividade da doença DAS-ESR: ligeira (17 doentes, 28,3%), moderada (20 doentes, 33,3%) e grave (23 doentes, 38,3%). De acordo com o índice de atividade clínica da doença CDAI, os doentes foram classificados como tendo doença ligeira em 15 (25,0%), doença moderada em 22 (36,7%) e doença grave em 23 (38,3%).

4.3 Comparações de controlos e doentes com os parâmetros do estudo

Os participantes neste estudo foram divididos em dois grupos: controlos e doentes com artrite reumatoide (AR). As médias de ACCP e CXCL-13 são apresentadas na tabela (4.3). Os doentes têm uma maior concentração de ACCP (73,7±7,9) do que os controlos (15,3±1,2), sendo esta diferença estatisticamente significativa (P = 0,000). Os doentes têm uma maior concentração de CXCL-13 (0,913±0,52) em comparação com os controlos saudáveis (0,417±0,28) (P = 0,000).

A tabela abaixo mostra a correlação entre os níveis séricos de FR e Anti-Carpo em controlos saudáveis e em doentes com AR. 43 (71,7%) doentes com AR apresentaram um FR positivo, em comparação com apenas 7 (11,7%) dos controlos. Houve 17 indivíduos com AR que apresentaram um FR negativo, ou seja, 28,3%, e 53 doentes no grupo de controlo, ou seja, 88,3%. Existe uma diferença significativa entre os grupos de estudo (controlos e doentes) quando se mede o FR positivo e negativo (valor de P = 0,000).

Há um total de 22 (36,7%) doentes com AR que têm um Anti-Carp positivo, enquanto apenas um (1,7%) dos controlos tem um Anti-Carp positivo. Por outro lado, há 38 (63,3%) doentes com AR que não têm um Anti-Carp positivo (valor de P = 0,000).

Tabela (4.2): Parâmetros clínicos dos pacientes

Parâmetros		Não.	%
História familiar de AR	**Sim**	13	21.7
	Não	47	78.3
Entrada no tratamento	**Regular**	32	53.3
	Irregular	28	46.7

	Bom	40	66.7
Resposta	**Pobres**	20	33.3
Duração da doença	**>=12**	23	38.3
	<12	37	61.7
DAS-ESR±SD	**Suave**	17	28.3
	Moderado	20	33.3
	Grave	23	38.3
CDAI	**Suave**	15	25.0
	Moderado	22	36.7
	Grave	23	38.3

Tabela (4.3): Biomarcadores clínicos da população do estudo

parâmetros	controlos (n=60)	pacientes (n=60)	valor p.*
ACCP(Média ±SE)	15.3±1.2	73.7±7.9	0.000
CXCL13 (Média ±SE)	0.417±0.28	0.913±0.52	0.000
RF positivo N (%)	711.7%	43(71.7%)	0.000
RF negativo N (%)	53(88.3%)	17(28.3%)	0.000
Anti-CarP positivo N (%)	1(1.7%)	22(36.7%)	0.000
Anti-CarP negativo N (%)	59(98.3%)	38(63.3%)	0.000

4.4 Comparação das precisões de CXCL13 e anti-CarP no diagnóstico de AR através da análise da curva ROC (Receiver Operator Characteristic)

O valor potencial do CXCL13 e do anti-CarP como marcadores de diagnóstico da AR em comparação com os anticorpos RF e anti-CCP foi apresentado pela curva ROC de desempenho (Tabela 4.4). A curva ROC é a representação gráfica da sensibilidade versus 1-especificidade e desempenha um papel central na avaliação da capacidade de diagnóstico dos testes para discriminar o verdadeiro estado da doença, encontrar os valores de corte ideais e comparar dois testes de diagnóstico alternativos quando cada teste é efectuado na mesma doença. A curva ROC (Characteristic Characteristic Curve) e a área sob a curva (AUC) são uma medida eficaz da exatidão. A AUC para classificar a precisão do teste de diagnóstico baseia-se no sistema tradicional de pontos académicos: 0,90-1=excelente, 0,80-0,90=bom, 0,70- 0,80=regular, 0,60-0,70=péssimo, 0,50-0,60=fracasso.

É óbvio a partir da tabela (4.4) que o Anti-CCP teve a área mais elevada sob a curva AUC = 0,94, em comparação com outros biomarcadores é o melhor marcador para distinguir os doentes com AR, o CXCL13 com AUC = 0,88 veio na segunda ordem, o que provou ser uma boa capacidade de diferenciação entre os dois grupos com um valor significativo de 0,000 para o total (Figura 4.1).

4.5 Sensibilidade, especificidade, VPP, VPN e exatidão dos biomarcadores do estudo

Os anticorpos anti-Carp apresentaram uma baixa sensibilidade (39%) do potencial de diagnóstico em comparação com CXCL13 (93%), anti-CCP (83%) e FR (68%). No que respeita à especificidade , o anticorpoanti-Carp (98%) foi o mais elevado e foi comparável ao do CXCL13 (83%), aos anticorpos anti-CCP (95%) e ao FR (83%).

O VPP e o VPN do CXCL13 foram calculados em 83% e 93%, respetivamente, enquanto o VPP e o VPN do anti-Carp foram 94% e 84%, respetivamente. Os testes mais elevados para a exatidão do diagnóstico da AR foram o anticorpo anti-CCP (88%) e o CXCL13 (88%) em comparação com o anti-Carpo (69%) e o FR (76%), pelo que o CXCL13 pode ser um biomarcador alternativo para o FR no diagnóstico da AR. (Ver tabela 4.5).

Tabela 4.4:- Características da curva ROC (Receiver Operator Characteristic) em doentes com AR

Característica	CXCL13	Anti-CarP	Anti-CCP	RF
Intervalo de confiança de 95%	0.871-0.974	0.567-0.764	0.893-0.990	0.665-0.845
**Sig	0.000	0.001	0.000	0.000
SE	0.034	0.052	0.025	0.046
Ponto de corte	0.61	0.25	36.2	////////
AUC	0.88	0.67	0.94	0.76

**P valor altamente significativo <0,001

Tabela 4.5:- Sensibilidade, especificidade, VPP, VAL e exatidão dos biomarcadores do estudo

Biomarcadores	Sensibilidade (%)	Especificidade (%)	PPV	VAL	Precisão) (%)

			(%)	(%)	
CXCL13	93	83	83	93	88
Anti-CarP	39	98	95	64	69
Anti-CCP	83	95	94	84	88
RF	68	83	78	74	76

A: Curva ROC de CXCL13

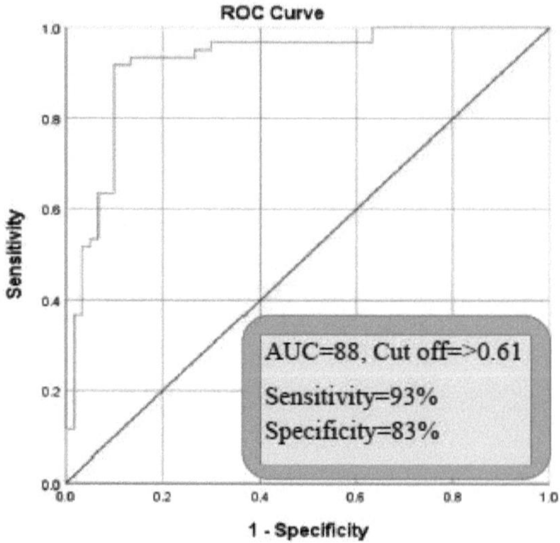

B: Curva ROC Anti-CarP

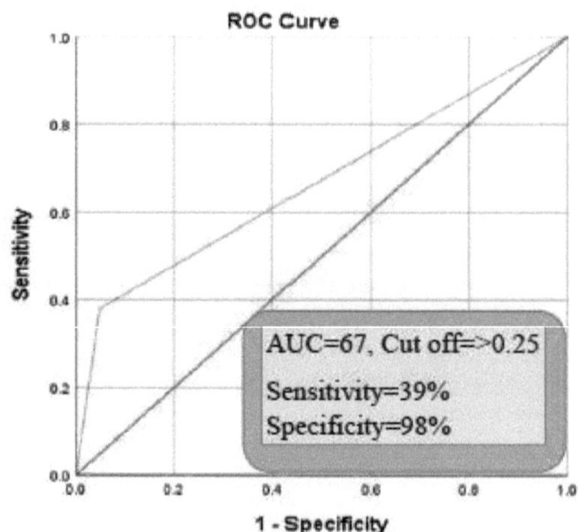

C:Curva ROC Anti-CCP

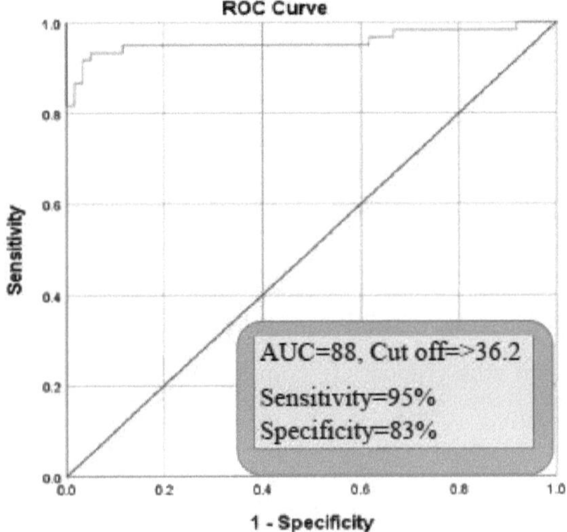

D: Curva RF ROC

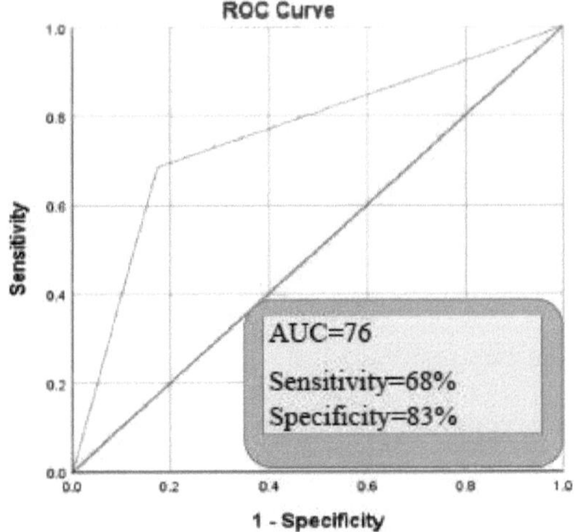

Figura 4.1: Resumo das curvas de características de funcionamento do recetor (ROC) de CXCL13(A),anti-Carp(B),anti-CCP(C) e RF(D) no diagnóstico da artrite reumatoide. SE: erro padrão, AUC: área sob a curva. O ponto de corte foi definido por um ponto na curva ROC em que a sensibilidade é igual à especificidade.

4.6 Comparação entre os grupos Anti-CarP e os parâmetros do estudo

De acordo com o teste Anti-CarP, os grupos de estudo são classificados em dois grupos: G1 com Anti-CarP positivo e G2 com Anti-CarP negativo. A Tabela (4.6) mostra que existe uma diferença altamente significativa entre a média da ACCP no Anti-CarP positivo (105,4 ±19,1) e no Anti-CarP negativo (55,4 ±3,6), com o correspondente (valor de P =0,005).

A média da ESR para o anti-CarP positivo foi de 31,6 ±3,4 e a média da ESR para o anti-CarP negativo foi de 34,6 ±3,2 (valor de P =0,9); a média da DAS28-ESR para o anti-CarP positivo foi de 4,6 ±0,2 e a média da DAS28-ESR para o anti-CarP negativo foi de 4,5 ±0,2 (valor de P =0,9).

Enquanto o CDAI médio do Anti-CarP positivo é de 18,7 ± 1,8 e o CDAI médio do Anti-CarP negativo é de 20,6 ± 1,5 (valor de P = 0,4), respetivamente.

Os doentes com Anti-CarP positivo tiveram uma duração média da doença de 59,8 ± 17,1 dias, enquanto os doentes com Anti-CarP negativo tiveram uma duração média da doença de 41,3 ± 12,5 dias (valor de P = 0,2). Como se pode ver nesta tabela, os parâmetros do estudo para os grupos Anti-CarP, com exceção do ACCP, não diferem significativamente uns dos outros.

Tabela (4.6): Comparação do Anti-CarP com parâmetros clínicos e laboratoriais em doentes com AR:

Anti-CarP			
Parâmetros	Positivo (n=22) Média± SE	negativo (n=38) Média± SE	Valor P
ACCP	105.4±19.1	55.4±3.6	**0.005***
ESR	31.6±3.4	34.6±3.2	0.9
DAS	4.6±0.2	4.5±0.2	0.9
CDAI	18.7±1.8	20.6±1.5	0.4
Duração da doença	59.8±17.1	41.3±12.5	0.2

* significativo com um valor de p igual ou inferior a 0,05.

4.7 Comparação entre os parâmetros do estudo de acordo com o género

A Tabela (4.7) ilustra a associação entre os biomarcadores do estudo e os grupos de género; a média de ACCP nos homens é de 95,83±2,3 e nas mulheres é de 64,3±4,64 (valor de P = 0,5). O nível médio de CXCL-13 nos homens é de 1,02±0,15, enquanto o nível médio nas mulheres é de 0,8±0,03, com um nível de significância de p= 0,7. Relativamente ao género, portanto, o ACCP e o CXCL-13 não diferem significativamente um do outro de forma importante.A tabela fornece um breve resumo da associação entre os níveis sanguíneos de FR e Anti-Carp e os resultados relativos ao género (4.7). O FR positivo foi encontrado num total de 43 doentes; entre os doentes do sexo masculino, havia 13 (30,2%), e entre os doentes do sexo feminino, havia 30 (69,8%). Embora haja um total de 17 pacientes com FR negativo, há apenas 5 (29,4%) pacientes do sexo masculino e 12 (70,6%) pacientes na categoria grave.

Não há diferença entre os FR positivos e negativos em termos de género (valor de P = 0,9). Há um total de 22 pessoas com Anti-Carpo positivo. Não houve diferença entre o Anti-Carpo positivo e negativo em função do género (valor de P = 0,8): 7 (31,8%) do sexo masculino e 15 (68,1%) do sexo feminino. Há um total de 38 pessoas com Anti-Carp negativo. Há 11 pacientes do sexo masculino (28,9%) e 27 pacientes do sexo feminino (71,1%).

Tabela (4.7): Comparação e associação entre os biomarcadores do estudo de acordo com o género dos doentes.

	Género		
Biomarcadores	**Homens (n=14)** **Média ±SE**	**Mulheres (n=46)** **Média ±SE**	**P**
ACCP	95.8±32.3	64.3±4.64	0.5
CXCL-13	1.02±0.15	0.8±0.03	0.7
RF positivo N (%)	13(30.2)	30(69.8)	0.9

RF **negativo** N (%)	5(29.4)	12(70.6)	
Anti-CarP positivo N (%)	7(31.8)	15(68.1)	0.8
Anti-CarP Negativo N (%)	11(28.9	27(71.1)	

4.8 Comparação entre os parâmetros do estudo e a idade nos doentes.

A tabela seguinte (4.8) explica a associação entre os biomarcadores do estudo e os grupos etários: as médias de ACCP no G1 são 75,3±10,02 e no G2 são 69,04±10,62 a um nível de significância de 0,6. A média de CXCL-13 no grupo 1 é de 0,9±0,06, enquanto a média no grupo 2 é de 0,8±0,07. Ao comparar o ACCP e o CXCL-13 com a idade, a tabela torna bastante evidente que não existem grandes diferenças entre os dois.

A tabela seguinte (4.8) explica a associação entre os biomarcadores de investigação e os grupos etários: as médias de ACCP no G1 são 75,3±10,02 e no G2 são 69,04±10,62, com um nível de significância de 0,6. A média de CXCL-13 no Grupo 1 é de 0,9±0,06, enquanto a média no Grupo 2 é de 0,8±0,07, com um nível de significância de 0,4. Ao comparar o ACCP e o CXCL-13 com a idade, não existem diferenças significativas entre os dois com a idade.

O número de doentes que apresentaram resultados positivos para o anti-carpo foi de 22, e não houve diferença significativa entre os resultados positivos e negativos para o anti-carpo em termos de grupos etários (valor de P = 0,7), que foram de 27,3% e 72,7% entre os doentes do G1 e do G2, respetivamente. O número de doentes que apresentaram resultados negativos para o anti-carpo foi de 38. Os doentes do G1 constituem (23,7%) do total, enquanto os doentes do G2 constituem (76,3%) do total.

Tabela (4.8): Comparações e associações entre os grupos etários dos doentes e os biomarcadores do estudo.

Idade			
Biomarcadores	**Idade <40 anos** **Média ±SE**	**>=Idade40** **Média ±SE**	**P**
ACCP	75.3±10.02	69.04±10.62	0.6
CXCL-13	0.9±0.06	0.8±0.07	0.4
RF positivo N (%)	11(25.6)	32(74.4)	0.8
RF negativo N (%)	4(23.5)	13(76.5)	
Anti-CarP positivo N (%)	6(27.3)	16(72.7)	0.7
Anti-CarP Negativo N (%)	9(23.7)	29(76.3)	

4.9 Comparação entre os parâmetros do estudo de acordo com a duração da doença

Os pacientes com AR que participaram deste estudo foram classificados em dois grupos, G1 (=<12) meses com 23 pacientes e G2 12>)) meses com 37 pacientes, com base no tempo de convivência com a doença. A tabela (4.9) apresenta as médias de CXCL-13 e demonstra que existe uma diferença estatisticamente significativa entre G1 e G2 (0,7860,03 e 0,991±0,08 respetivamente com um valor de P de 0,05).

As médias de ACCP no Grupo 1 foram (59,4± 4,4), enquanto as médias de ACCP no Grupo 2 foram (82,6 ±12,4) a (valor de P =0,1). As médias de ESR no Grupo 1 foram (29,1± 2,8) e as médias de ESR no Grupo 2 foram (36,2 ±4,4) a (valor de p=0,2); as médias de DAS-28ESR no Grupo 1 foram (4,3± 0,2), enquanto as médias do G2 foram (4,7±0,2) a (valor de p=0,2).

Enquanto que as médias do CDAI no Grupo-1 (17,7±1,7) e no Grupo-2 (21,3±1,6) no (valor de P = 0,1). Esta tabela demonstra que, com exceção do CXCL-13, não existem diferenças estatisticamente significativas entre qualquer um dos parâmetros do estudo e a duração da doença.

Tabela (4.9): Comparação entre os parâmetros do estudo de acordo com a duração da doença

Duração da doença			
Parâmetro	**Doentes precoces =>12 (n=23) Média± SE**	**Doentes estabelecidos <12 (n=37) Média± SE**	**P**
ACCP	59.4±4.4	82.6±12.4	0.1
CXCL-13	0.786±0.03	0.991±0.08	0.05
ESR	29.1±2.8	36.2±4.4	0.2

DAS	4.3±0.2	4.7±0.2	0.2
CDAI	17.7±1.7	21.3±1.6	0.1

4.10 Concentração sérica de biomarcadores de acordo com a Pontuação de Atividade da Doença

As comparações dos parâmetros do estudo de acordo com o DAS-ESR são explicadas na tabela (4.10). De acordo com o DAS-ERS, existem alterações altamente significativas na concentração da VHS (valor de p=0,0001). A média da VHS é de casos ligeiros (18,4±3,01), moderados (25,6±2,3) e graves (51,6±5,2).

Esta tabela também mostra que não existem diferenças estatisticamente significativas entre as concentrações de ACCP e CXCL-13 com DAS-ESR. Verifica-se que a concentração de ACCP é significativamente mais elevada nos casos graves (851±4,03), em comparação com os casos ligeiros (74,3±19,6) e moderados (63,6±5,8) (valor de P = 0,2). Além disso, a concentração de CXCL-13 é significativamente maior nos casos graves (0,967±0,94) em comparação com os casos ligeiros (0,855±0,13) e moderados (0,898±0,41) (valor de P = 0,2).

A tabela seguinte apresenta uma breve descrição da correlação entre os níveis séricos de FR e Anti-Carpo com o resultado DAS28-ESR (4.10). No grupo de 43 doentes que apresentaram resultados positivos para FR, 12 (27,9%) tinham um caso ligeiro, 12 (27,9%) tinham um caso moderado e 19 (44,2%) tinham um caso grave.

Há um total de 17 doentes com FR negativo; entre eles, 5 (ou 29,4%) têm sintomas ligeiros, 8 (ou 47,1%) têm sintomas moderados e 4 (ou 23,5%) têm sintomas graves. Quando se comparam os FR positivos e negativos utilizando o DAS28-ESR, não existe uma diferença assinalável (valor de P=0,5).

O número total de doentes com Anti-Carp positivo foi de 22. Não houve alteração significativa entre os doentes com Anti-Carp positivo e negativo com DAS28-ESR a (valor de P =0,1), que foi de 4 (18,2%), 10 (45,5%) e 8 (36,4%) entre os doentes ligeiros, moderados e graves, respetivamente.

Enquanto que há 38 doentes com um teste anti-Carpo negativo. Há 13 (34,2%) doentes com sintomas ligeiros, 10 (26,3%) doentes com sintomas moderados e 15 (39,4%) doentes com sintomas graves.

Tabela (4.10): Correlação do DAS 28 com parâmetros laboratoriais em doentes com AR ligeira, moderada e grave

Parâmetros	Ligeiro (n=17) Média ±SE	Moderado (n=20) Média ±SE	Grave (n=23) Média ±SE	P
ESR	18.4±3.01	25.6±2.3	51.6±5.2	0.0001**
ACCP	74.3±19.6	63.6±5.8	85±14.03	0.2
CXCL-13	0.855±0.13	0.898 ±0.41	0.967±0.94	0.2
RF positivo N	12(27.9)	12(27.9)	19(44.2)	0.5

(%)				
RF negativo N (%)	5(29.4)	8(47.1)	4(23.5)	
Anti-CarP positivo N (%)	4(18.2)	10(45.5)	8(36.4)	
Anti-CarP Negativo N (%)	13(34.2)	10(26.3)	15(39.4)	0.1

**P valor altamente significativo <0,001

4.11 Concentração sérica de biomarcadores de acordo com o Índice de Atividade Clínica da Doença (CDAI)

Os parâmetros do estudo comparativo estão descritos na tabela (4.11) de acordo com o CDAI. De acordo com o CDAI, existem diferenças altamente significativas (valor de p = 0,0001) na concentração de ESR. As médias da ESR dividem-se em três categorias: ligeira (22±3,3), moderada (26,4±2,9) e grave (47,8±5,7). De acordo com o CDAI, esta tabela revela que não há variação aparente entre as concentrações de ACCP e CXCL-13 com o CDAI. A concentração de ACCP é mais elevada nos casos graves (83,1±14,1) quando comparada com os casos ligeiros (76,3±21,7) e moderados (62,1±6,1) a (valor de P =0,5); assim como a concentração de CXCL-13 é mais elevada nos casos graves (0,963±10,9) quando comparada com os casos ligeiros (0,893±20,1) e moderados (0,874±0,4) a (valor de P =0,4).

A tabela (4.11) contém uma descrição das associações entre os níveis sanguíneos de FR e Anti-Carp com os resultados do CDAI. Foi encontrado FR positivo num total de 43 doentes. Havia doentes com doenças ligeiras (25,6 %), doentes com doenças moderadas (32,6 %) e doentes com doenças graves (41,9 %). O número total de indivíduos com um FR negativo é de 17. Havia doentes com doenças ligeiras (23,5%), doentes com doenças intermédias (47,1%) e doentes com doenças graves (29,4%). Os resultados do CDAI não demonstram qualquer distinção entre os indivíduos com FR positivo e negativo (P=0,5). O número total de doentes com Anti-Carp positivo é de 22, com casos ligeiros (22,7%), moderados (40,9%) e graves (36,4%), enquanto o número total de doentes com Anti-Carp negativo é de 38. Existem (26,3%) casos ligeiros, (34,2%) casos moderados e (39,5%) casos graves. Não há diferença entre os resultados positivos e negativos do Anti-Carp com o CDAI (P = 0,8).

Tabela (4.11): Comparação do CDAI com parâmetros laboratoriais em doentes com AR ligeira, moderada e grave

Parâmetros	Ligeiro (n=15) Média ±SE	Moderado(n=22) Média ±SE	Grave (n=23) Média ±SE	P
ESR	22±3.3	26.4±2.9	47.8±5.7	0.0001**
ACCP	76.3±21.7	62.1±6.1	83.1±14.1	0.5
CXCL-13	0.893.2±0.14	0.874±0.4	0.963.1±0.9	0.4
RF positivo N	11(25.6)	14(32.6)	18(41.9)	0.5

(%)				
RF Negativo N (%)	4(23.5)	8(47.1)	5(29.4)	
Anti-CarP positivo N (%)	5(22.7)	9(40.9)	8(36.4)	0.8
Anti-CarP Negativo N (%)	10(26.3)	13(34.2)	15(39.5)	

4.12 Comparação dos parâmetros do estudo de acordo com a resposta ao tratamento

Os doentes com AR que participaram nesta investigação receberam uma classificação de bom ou mau com base na forma como responderam ao tratamento. A Tabela (4.12) apresenta o CXC13 médio para bom 0,899±0,60 e mau 0,940±0,1 com um valor de P = 0,7 e o ACCP médio para bom é 73,89,2 e para mau é 73,615,2 com um valor de P = 0,5.

Os valores médios da ESR incluíam bom (27,1±2,4) e mau (46,3±6,6), com uma diferença significativa de (P 0,009); os valores médios do DAS28-ESR referiam-se a bom (4,1±0,1) e mau (5,4±0,2), com uma diferença significativa elevada de (P 0,0001). Enquanto o CDAI médio para bom foi de 16,61,2 e para mau foi de 26,22, houve uma grande diferença entre os dois (valor de P = 0,0001). Exceptuando a ESR, o DAS28-ERS e o CDAI, nenhum dos parâmetros do estudo mostra uma diferença significativa na eficácia de um tratamento, como mostra esta tabela.

Tabela (4.12): Comparações da resposta ao tratamento e dos parâmetros do estudo

Parâmetro	Bom (n=40) Média± SE	Fraco (n=20) Média± SE	P
ACCP	73.8±9.2	73.6±15.2	0.5
CXCL-13	0.899.5±0.60	0.940±0.1	0.7
ESR	27.1±2.4	46.3±6.6	0.009[**]
DAS	4.1±0. 1	5,4±0. 2	0.0001[**]
CDAI	16.6±1.2	26.2±2	0.0001[**]

[**]P valor altamente significativo <0,**001**

4.13 Correlação do parâmetro de estudo.

O cálculo da correlação linear entre as variáveis de investigação requer a utilização da correlação de Pearson (r), que mostra se os parâmetros estão ou não correlacionados entre si, bem como se a correlação é positiva ou negativa e quão forte é e se a correlação é ou não significativa (como mostra o quadro 4.13).

O coeficiente de correlação de Pearson é utilizado para a análise (0,19 para uma correlação muito fraca, 0,20-0,39 para uma fraca, 0,40-,59 para uma moderada, 0,60-0,79 para uma forte e 0,80-1,00 para uma muito forte).

O (r) para CXCL13 é muito fortemente positivo com ACCP(r) =0,880**, muito fracamente positivo com ESR(r) =0,060, DAS-

28ESR(r)=0,062, e CDAI(r)=0,053, e fracamente positivo com idade(r)=0,220 e duração da doença(r)=0,341. Como se pode ver nas figuras seguintes, (4.2), (4.3), (4.4), (4.5) (4.6)(4.7).

Foram encontradas associações positivas fracas entre ACCP (r) e ESR (r=0,060), DAS28-ESR (r=0,058) e CDAI (r=0,049), enquanto foram encontradas associações negativas fracas na duração da doença (r=-0,017) e positivas fracas com a idade (r=0,274).

A correlação (r) para a ESR é muito positiva com o DAS28-ESR (r) = 0,753** e moderadamente positiva com o CDAI (r) = 0,583**, enquanto a duração da doença (r) = 0,004 e a idade (r) = 0,160 são muito fracamente positivas.

O DAS28-ESR(r) tem uma correlação positiva muito forte com o CDAI(r) =0,899** e uma ligeira correlação positiva com a duração(r) =0,032 e a idade(r) = 0,038.

O CDAI(r) foi fracamente negativo quando correlacionado com a duração da doença(r) = -0,009, enquanto foi fracamente positivo quando correlacionado com a idade(r) =0,058.

A duração da doença tem uma correlação positiva fraca com a idade (r = 0,258).

Tabela (4.12). Correlações de Pearson entre os parâmetros de estudo dos doentes

Parâmetros	CXCL-13 (ng/ml)	ACCP (U/ml)	VSG (mm/h)	DAS-ESR	CDAI	Duração

		CXCL-13 (ng/ml)	ACCP (U/ml)	VSG (mm/h)	DAS-ESR	CDAI	Duração	Idade
CXCL-13 (ng/ml)	r	1						
	P							
ACCP (U/ml)	r	0.880**	1					
	P	0.0001						
VSG (mm/h)	r	0.060	0.060	1				
	P	0.648	0.647					
DAS-ESR	r	0.062	0.058	0.753**	1			
	P	0.639	0.659	0.0001				
CDAI	r	0.053	0.049	0.583**	0.899**	1		
	P	0.689	0.709	0.0001	0.0001			
Duração	r	0.341	-0.017-	0.004	0.032	-0.009-	1	
	P	0.053	0.899	0.973	0.811	0.948		
Idade	r	0.220	0.274*	0.160	0.038	0.058	0.258*	
	P	0.091	0.034	0.223	0.774	0.662	0.046	

**P valor altamente significativo <0,001

* Significativo com um valor de p igual ou inferior a 0,05.

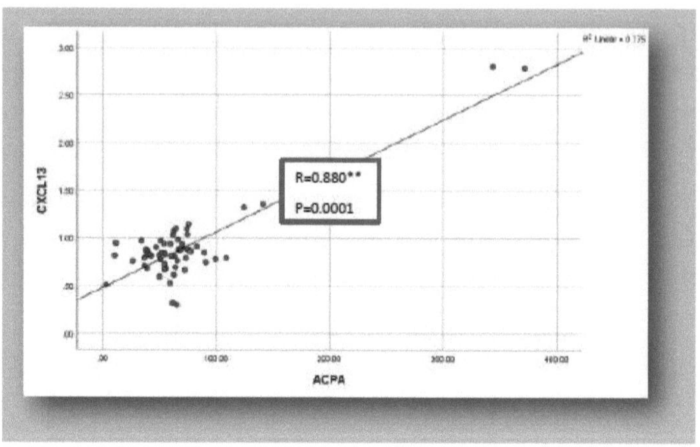

Figura (4.2): Correlação entre CXCL-13 e ACCA

A figura mostra a associação positiva entre CXCL-13 e ACCA.

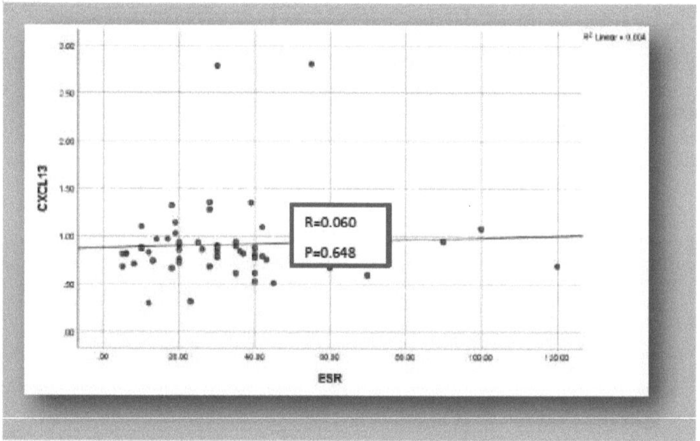

Figura (4.3): Correlação entre CXCL-13 e ESR

A figura mostra a associação positiva entre CXCL-13 e ESR.

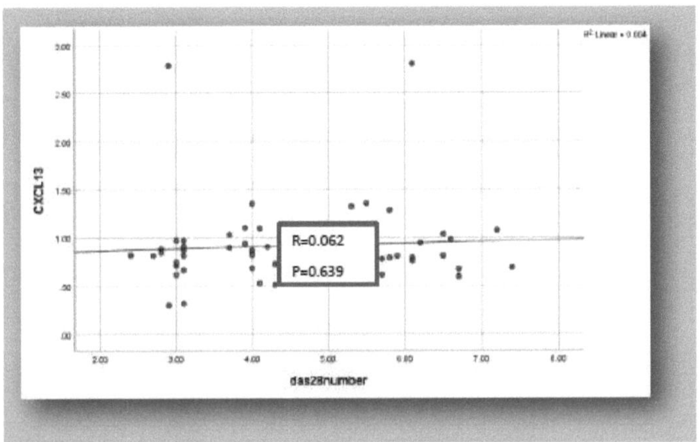

Figura (4.4): Correlação entre CXCL-13 e DAS-ESR

A figura mostra a relação positiva entre CXCL-13 e DAS-ESR.

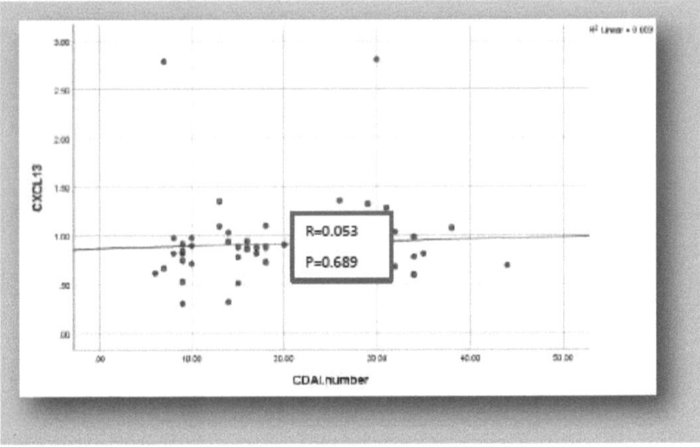

Figura (4.5): Correlação entre CXCL-13 e CDAI

A figura mostra a relação positiva entre CXCL-13 e CDAI.

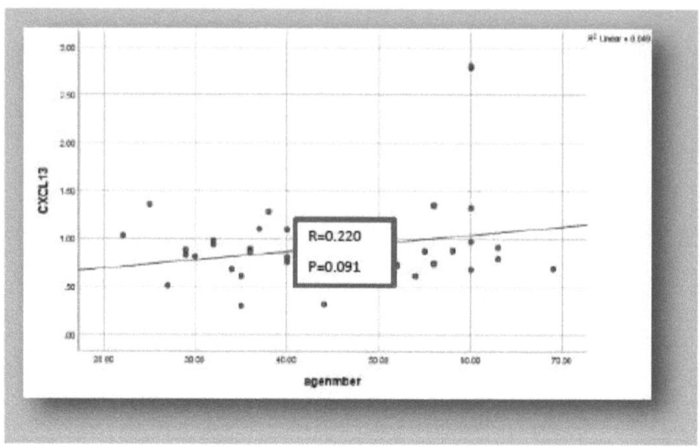

Figura (4.6): Correlação entre CXCL-13 e idade

A figura mostra a relação positiva entre CXCL-13 e Idade.

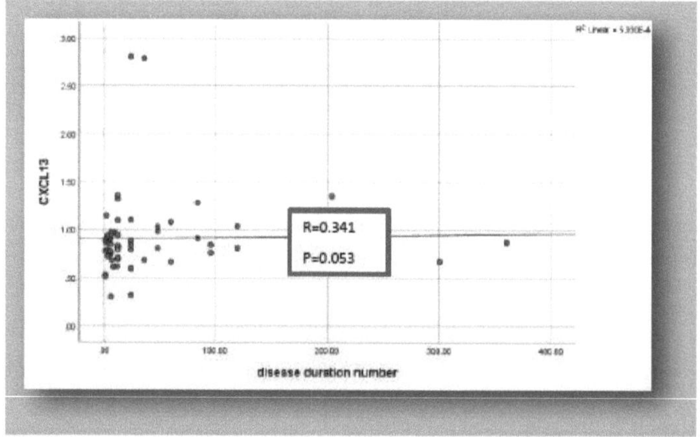

Figura (4.7): Correlação entre CXCL-13 e duração da doença

A figura mostra a relação positiva entre CXCL-13 e a duração da doença.

Capítulo 5: Discussão

5. Discussão

As conclusões do estudo são discutidas em pormenor ao longo deste capítulo, incluindo dados de apoio retirados da literatura anterior e em ligação com os objectos do estudo.

5.1 Variáveis sócio-clínicas dos grupos estudados

De acordo com os resultados do presente estudo (ver Tabela 4.1), a maioria dos doentes com AR situa-se na faixa etária superior a 40 anos. Este resultado é quase idêntico ao encontrado por Neovius *et al.*, (2011), que revelou uma incidência significativa de AR em pessoas com idades compreendidas entre os 40 e os 60 anos.

Os doentes com AR tinham uma idade média de (45,3±1,3), de acordo com o presente estudo. Este achado está de acordo com o de (Hussain *et al.*, 2017) e (Mohamed *et al.*, 2020), que encontraram uma idade média de (47,4±9,4, 42,6±10,4), respetivamente.

Observou-se que os doentes com AR tinham uma idade média significativamente inferior à observada nos países avançados. Esta disparidade é em grande parte atribuível ao facto de os grupos estudados terem estilos de vida bastante diferentes e praticarem níveis de exercício físico muito diferentes.

De acordo com os resultados desta investigação, a proporção de doentes com AR do sexo feminino em relação aos doentes com AR do sexo masculino é de aproximadamente 3,2 para 1. Este estudo encontrou uma proporção de doentes com AR do sexo feminino em relação aos doentes do sexo masculino aproximadamente semelhante à de um estudo local realizado anteriormente no Iraque, pelo que os resultados são fiáveis.

Com base nos resultados deste estudo, a prevalência de AR é significativamente maior nas mulheres do que nos homens (23,3% nos homens vs. 76,7% nas mulheres). De acordo com o estudo de Hussein *et al.* (2018), a proporção de mulheres para homens foi de 4,5:1, o que é diferente dos achados de Al-Bedri *et al.* (2015) e Mohamed *et al.* (2020), que relataram que as proporções foram de 7,6:1 e 10,2:1 em seus estudos, respetivamente.

O aumento da prevalência da AR no sexo feminino leva-nos a colocar a hipótese de que as influências hormonais femininas desempenham um papel importante na progressão da doença. A maior prevalência de artrite reumatoide é observada em pessoas na quinta década de vida, aproximadamente na altura em que as mulheres entram na menopausa. Foi levantada a hipótese de que o estrogénio, por exemplo, desempenha um papel na produção de inflamação (Rodriguez, 2018).

Em relação ao estado civil, a maioria dos participantes do estudo era casada (93,3%), o que é consistente com os resultados de Dargham *et al.*, (2018), que descobriram que a maior parte era casada (87,5%). Este facto pode dever-se à predisposição da nossa sociedade para o casamento precoce.

Em conceitos de onde moravam, a maioria dos achados (73,3% deles) veio de centros urbanos. Liu *et al.*, (2017) corrobora esse resultado. Um estudo foi feito na China, e os resultados mostraram que 72,8% dos pacientes viviam em cidades ou vilas. Isso porque o estudo foi realizado em uma região metropolitana, o que explica os resultados encontrados.

De acordo com os parâmetros clínicos, os achados do estudo mostram que a proporção de pacientes que sofriam de hipertensão arterial foi de 26,7%, e a percentagem de pacientes que sofriam de diabetes mellitus foi de 20,0%. Este resultado foi concordante com os resultados de Labitigan *et al.*,(2014), que verificaram que a proporção de pessoas com AR que também sofriam de hipertensão e diabetes mellitus era, respetivamente, 40% e 11%.

Com base nos achados deste estudo, apenas 21,7% dos 60 indivíduos com AR possuíam histórico da doença em suas famílias. Esse achado foi aproximadamente o mesmo encontrado por Shrivastava *et al.*, (2015), que relataram em sua pesquisa que a porcentagem de indivíduos diagnosticados com AR que possuíam histórico da doença em suas famílias foi de 14%. De acordo com os resultados de Frisell *et al.*, (2016), a história de artrite reumatoide na família não influencia a apresentação clínica da doença. Por outro lado, Smolen *et al.* (2016) demonstram que as estimativas actuais situam a hereditariedade da AR em 40-65% para a AR seropositiva e 20% para a AR seronegativa.

5.2 Avaliação dos níveis de ESR em doentes com AR:

A velocidade de sedimentação de eritrócitos é um teste hematológico comum que pode indicar e monitorizar um aumento da atividade inflamatória no organismo causado por uma ou mais condições, como doenças auto-imunes, infecções ou tumores. A VSG não é específica para nenhuma doença, mas é utilizada em combinação com outros testes para determinar a presença de um aumento da atividade inflamatória (Tishkowski & Gupta, 2022).

Os aumentos dos níveis plasmáticos de proteínas/fibrinogénio, como se observa nas doenças auto-imunes e nas doenças cardiovasculares, reflectem-se em valores elevados da VSG (Martinez *et al.*, 2000).

O presente estudo confirmou a descoberta de uma correlação positiva entre a VHS e o ACCP (r=0,060), o que coincidiu com o resultado encontrado por Lindqvist *et al.*, (2005), que estabeleceram uma correlação positiva entre estes dois marcadores. Noutro estudo, Serdarolu *et al.*, (2008) não encontraram uma ligação significativa entre o Anti-CCP e a VHS (p=0,54, r=0,11). Por outro lado, Choe *et al.*, (2013) observaram uma associação significativa entre DAS28 e VHS (P=0,0001), que é um padrão semelhante aos resultados que obtivemos (P=0,0001) neste estudo. Além disso, os resultados da nossa investigação indicam que existe uma correlação positiva forte e significativa entre a VHS e a DAS28-VHS (r=0,753). Este resultado está em consonância com estudos anteriores efectuados por Serdarolu *et al.* (2008), que obtiveram resultados comparáveis, o que dá crédito a estas conclusões. Estes resultados são apresentados na (Tabela 4.13).

5.3 Deteção dos níveis de biomarcadores em doentes com AR e no controlo

5.3.1 Nível do fator reumatoide (FR)

Os auto-anticorpos RF são encontrados em 69% das pessoas com AR, que têm uma especificidade que varia entre 60% e 85% para a doença, estes resultados são obtidos por Lin *et al.*, (2020).

Os resultados deste estudo indicaram uma elevada frequência de FR positivo entre os doentes com AR (71,7%) versus 11,7% para o grupo de controlo (Tabela 4.3), com uma diferença altamente significativa (P 0,000) entre os dois grupos. Estes resultados estão de acordo com os resultados relatados por Al-Obeidy, *et al.*, (2012); Al-Assie, (2014), que encontraram um FR sérico positivo entre os doentes com AR a uma taxa de 77,3% e 78%, respetivamente, em comparação com uma taxa do grupo de controlo de 22,6% e 7%.

Por outro lado, os resultados do presente estudo discordam de alguns estudos, como o de Ugolini & Nuti, (2021), que referiu que 52% dos doentes com AR apresentaram resultados positivos para o FR, valor inferior ao do nosso estudo. Estas diferenças parecem estar relacionadas com o facto de o FR não ser exclusivo da AR, podendo ser detectado numa variedade de outros estados de doença (incluindo infecções, certas doenças malignas e outras doenças reumáticas), bem como em pessoas saudáveis (Lin *et al.*, 2020).

Em relação à avaliação do DAS-ESR para FR, não obtivemos diferença significativa (P=0,5) (Tabela 4.10), o que foi corroborado pelos achados de Hamad *et al.* (2014), que não encontraram associação entre FR e gravidade da doença (P=0,8). Mas Ibn Yacoub *et al.* (2012) encontraram uma correlação considerável entre FR e DAS28-ESR (P=0,002).

Além disso, a partir dos resultados deste estudo, fica claro que a FR e o CDAI não diferiram significativamente entre si (P=0,5) (Tabela 4.11), como era esperado. Este facto é consistente com o que foi encontrado por Ridha *et al.*, (2022), que verificaram não haver associação significativa entre a FR e o CDAI (P=0,06).

5.3.2 Nível do péptido citrulinado anticíclico (ACCP)

O FR é utilizado para o diagnóstico da AR, mas carece de especificidade e pode ser observado em pessoas com uma variedade de doenças reumáticas (Vos *et al.*, 2017). Além disso, o ACCP tem significado diagnóstico na medida em que pode prever a gravidade da doença, bem como o risco de desenvolver erosões ósseas em pessoas que têm AR (Steffen *et al.*, 2019).

O anticorpo anti-péptido citrulinado cíclico é interessante para o diagnóstico precoce da artrite reumatoide, bem como para o prognóstico da futura progressão da AR em pessoas que apresentam sintomas (Inan *et al.*,2011).

Os auto-anticorpos contra a ACPA são encontrados em 60 a 80 por cento dos doentes diagnosticados com AR, e a sua especificidade para a doença varia de 85 a 99%. A doença ocorrerá em 40 por cento das pessoas que testam positivo para FR e ACPAs (Gerlag *et al.*,2019;Lin *et al.*,2020).O início da formação de ACCP pode ocorrer vários anos antes do início dos sintomas de AR, deste ponto de vista, o ACCP pode ser considerado essencial para o prognóstico do paciente (Nakken *et al.*, 2017).

Os nossos resultados deste estudo indicaram uma diferença altamente significativa nos níveis de anti-CCP entre os doentes com AR e os grupos de controlo (valor de P = 0,000) (Tabela 4.3). Isso é consistente com o que foi encontrado em pesquisas anteriores realizadas por Erre *et al.*, (2019), que obtiveram resultados convergentes (p = 0,0001).

Esta experiência não detectou qualquer diferença entre o sexo e a idade no nível de ACCP no soro de doentes com AR (P=0,5, 0,6) (ver Tabela 4.7, 4.8), o que corresponde ao observado no estudo realizado no Iraque por Alwan & Ghali, (2021) na província de Wasit, onde não encontraram qualquer impacto do sexo ou da idade no nível de ACCP no soro de doentes com AR (P=0,9, 0,44).

Uma outra conclusão deste estudo é que não existe uma associação significativa entre o nível de ACCP e a duração da doença (P=0,1) (Tabela 4.9). Uma conclusão semelhante foi alcançada por Ridha *et al.*, (2012), os resultados no Iraque (P=0,12) também mostraram que não existia uma ligação significativa entre o nível de ACCP e a duração da doença de AR.

O presente estudo não revelou qualquer diferença significativa (P=0,2) (Tabela 4.10) entre o nível de ACCP no soro de doentes com AR e o DAS28-ESR. O presente achado parece ser consistente com o encontrado por Sulaiman *et al.* (2019) na Malásia, onde não houve ligação significativa entre ACCP e DAS28-ESR (P=0,7).

Embora esses resultados sejam diferentes de alguns estudos publicados, o ACCP e o DAS28-ESR foram considerados significativamente associados (P=0,021) por Ridha *et al.*, (2012). No entanto, isso provavelmente ocorreu porque não pudemos contabilizar a duração da doença naquele momento do diagnóstico, e a atividade da doença foi avaliada apenas uma vez (Sulaiman *et al.*, 2019).

Outro achado do nosso estudo foi a associação não significativa entre o nível de ACCP em pacientes com AR e o CDAI (p=0,5) (Tabela 4.11). Esse resultado está de acordo com estudos anteriores realizados no Brasil por Santuza *et al.*, (2015), que descobriram que não havia relação significativa (P=0,06) entre os níveis de ACCP e a atividade da doença medida pelo CDAI. Por outro lado, Ridha *et al.*, (2012) encontraram uma forte ligação (P=0,001) entre ACCP e CDAI.

5.3.3 quimiocina 13 com motivo C-X-C (CXCL-13)

A quimiocina CXCL13 desempenha uma função crucial no desenvolvimento de uma resposta imunitária adaptativa. O crescimento dos folículos depende da quimiocina 13 com motivo C-X-C (CXCL13). Além disso, tanto o fator de necrose tumoral alfa (TNF) como a ativação do recetor de células T aumentam a expressão da CXCL13.

O recetor de quimiocinas C-X-C de tipo 5, frequentemente conhecido por (CXCR5), é o único recetor conhecido para a CXCL13. Tanto as células B naïve como as células TFH expressam este recetor. Ao atrair células B para o tecido linfoide secundário, estimula a produção de anticorpos e causa inflamação na área local (Greisen *et al.*, 2014).

Os resultados desta investigação mostram que os níveis de CXCL-13 dos doentes com AR são significativamente mais elevados do que os do grupo de controlo (p<0,000) (Tabela 4.3). Esta conclusão foi confirmada por Bechman *et al.*, 2020, que descobriram que os níveis de CXCL-13 eram significativamente mais frequentes nos doentes com AR do que nos do grupo de controlo saudável. Estes resultados significam um papel promissor da CXCL13 como marcador de diagnóstico. No entanto, a CXCL13 também é expressa noutras doenças inflamatórias impulsionadas pela organização linfoide, por exemplo a síndrome de Sjogren, em que os níveis se correlacionam com a extensão da inflamação das glândulas salivares e o subsequente desenvolvimento de linfoma (Sherif *et al.*,2013).

O biomarcador CXCL13 teve uma sensibilidade elevada (93%) do potencial de diagnóstico em comparação com o FR (68%) e o anti-CCP (83%). No entanto, a especificidade do CXCL13 foi a mesma especificidade do FR (83%) e é baixa, comparável à dos anticorpos anti-CCP (95%), enquanto o VPP do CXCL13 foi bom (83%). Além disso, o anti-CCP (0,94%) teve uma AUC mais elevada do que o CXCL13 (0,88%) e o RF (0,76%). Nos resultados de outro estudo (Rioja *et al.*, 2008), foi referido que a sensibilidade, especificidade e VPP do CXCL13 foram de 68%, 81% e 79%, respetivamente. Resumimos o desempenho de diagnóstico de vários ensaios de anticorpos da AR nos Quadros 4.4 e 4.5.

A descoberta mais interessante do presente estudo foi a existência de uma correlação positiva muito forte entre CXCL13 e

ACCP (P=0,0001, r=0,880) (ver tabela 4.13). (2016), que descobriram que a CXCL-13 era mais comum em doentes com ACPA+.

Os resultados do presente estudo demonstraram que não existia uma associação estatisticamente significativa entre os níveis elevados de CXCL-13 encontrados em doentes com AR com DAS-28ESR e ESR (P=0,639, 0,648), respetivamente (tabela 4.13). (2017), que descobriram que não havia uma ligação significativa entre os níveis de CXCL-13 e DAS28, ou ESR.

Em contraste com os resultados de um estudo realizado por Ahmed *et al.* (2013), que demonstrou que níveis plasmáticos significativamente elevados de CXCL13 estavam significativamente associados ao DAS28 (r=0,41), indicando que poderia ser um marcador útil para reverberar a atividade da doença da AR, os nossos resultados sugerem que o CXCL13 pode não ter este impacto. No entanto, as provas que envolvem a correlação entre o CXCL13 e os marcadores da atividade da doença são contraditórias. Alguns estudos relatam associações com DAS28, PCR, ESR e contagem de articulações inchadas, enquanto outros estudos não encontraram tal correlação. Há várias razões possíveis para este facto. A pontuação DAS28 não reflecte apenas a doença ativa causada pela inflamação. Os componentes mais subjectivos da pontuação (contagem de articulações sensíveis e avaliação global do doente) podem ser impulsionados por mediadores não inflamatórios, o que pode explicar a falta de associação com a CXCL13 (Bechman *et al.*,2020). De acordo com Meeuwisee *et al.*, (2011), existe uma associação considerável entre os níveis de CXCL13 no plasma e os níveis de ESR.

A investigação atual descobriu uma associação estatisticamente significativa, bem como uma correlação ligeiramente positiva entre a CXCL13 e a duração da doença (p = 0,05, r = 0,341) (tabela 4.13). Sherif *et al.* (2013) observaram que existia uma ligação significativa entre o nível de CXCL13 e a duração da doença (r = 0,41); os nossos resultados lançam uma nova luz que veio dar credibilidade às conclusões aqui apresentadas.

No entanto, ao comparar os nossos resultados com os de estudos anteriores, realizados por Allam *et al.*, (2019) revelaram que não houve diferença significativa entre a CXCL13 e a idade ou o género. Esses achados foram compatíveis com os nossos (p=0,4 e 0,7, respetivamente), o que mostrou que não houve atrito significativo entre essas duas variáveis.

De facto, o estudo não encontrou uma ligação significativa entre a CXCL13 e o tratamento (P=0,7) (ver tabela 4.12), uma conclusão que está em consonância com os resultados de Bugatti *et al.*, (2014), que descobriram que não houve alteração nos níveis de CXCL13 após o tratamento. Em contraste com os resultados de um estudo efectuado por Meeuwisee *et al.* (2011), foi revelado que os níveis séricos de CXCL13 responderam eficazmente à intervenção terapêutica sob a forma de medicação anti-TNF. Embora os níveis de CXCL13 diminuam em resposta a determinadas terapêuticas para a AR, o valor prognóstico de CXCL13 na resposta ao tratamento permanece pouco claro (Bechman *et al.*,2020).

Concluímos que, atualmente, os resultados são insuficientes para justificar a utilização de rotina da CXCL13 como biomarcador no contexto clínico. É necessária mais investigação. Um estudo concebido para recrutar doentes com artrite inflamatória de início recente, definida fenotipicamente e estratificada para receber terapêutica com base nos níveis séricos de CXCL13, seria de considerável interesse. Sem um ensaio deste tipo para testar a hipótese de que o CXCL13 é um biomarcador útil, é difícil fazer uma recomendação firme relativamente à sua utilização na AR.

5.3.4 Nível de proteína anti-carbamilada (Anti-CarP)

No diagnóstico da artrite reumatoide, os ACPAs e o FR são duas ferramentas de diagnóstico frequentemente utilizadas. Apesar de ser mais provável que os doentes com AR tenham estes auto-anticorpos, a especificidade destes anticorpos não é a ideal. A existência de anticorpos anti-carbamilados (anti-CarP) está relacionada com lesões articulares em doentes com AR e está também correlacionada com o desenvolvimento futuro de AR em pessoas que estão agora a sofrer de artralgia, pelo que estes anticorpos têm importância tanto para o diagnóstico como para o prognóstico. (Verheul *et al.*, 2018).

Os anticorpos anti-CarP aparecem anos antes do início da doença e mostram um aumento progressivo pouco antes do início da doença, dois dados que sugerem um papel para a imunidade dirigida a anti-CarP na patogénese da AR (van & Huizinga, 2020).

Os níveis de anti-CarP foram significativamente elevados nos doentes com AR em comparação com o grupo de controlo (<p0,000) (Tabela 4.3). (2017), que mostrou uma alta frequência de ocorrência de anticorpos anti-CarP em pacientes com AR em comparação com pessoas saudáveis e outras doenças reumáticas. Estes eventos, podem ser sérios para explicar, quer a região de Fc no fluido sinovial IgG contenha resíduos de arginina de citrulinação ou lisina de carbamilação, quer quais os péptidos capazes de estimular uma resposta de anticorpos em doentes com AR (Ulrich *et al.*, 2020).

Os resultados do presente estudo indicam que 36,7% dos doentes com AR eram anti-CarP positivos (Tabela 4.3). Isto é semelhante aos resultados de outro estudo (Pecani *et al.*, 2016) que revelou que 34,4% dos doentes com AR eram positivos para o Ab anti-CarP. Numa investigação adicional, enolt *et al.*, (2014) descobriram anticorpos anti-carbamilados de proteínas (anti-CarP) que reconhecem a homocitrulina em aproximadamente 45% dos doentes com AR e, criticamente, em até 30% dos indivíduos ACPA-negativos.

De acordo com os resultados da nossa investigação, os grupos de controlo tiveram uma percentagem mais baixa de anticorpos anti-CarP positivos (1,7%) (Tabela 4.3). Isto é consistente com os resultados de outro estudo, que concluiu que 2,9% dos grupos de controlo tinham um teste de anticorpos anti-CarP positivo (Erre *et al.*, 2019).

Em comparação com os anticorpos da Tabela 4.5, os anticorpos anti-Carp apresentaram uma sensibilidade baixa (39%) no diagnóstico de doentes com AR, em comparação com os anticorpos RF (68%) e anti-CCP (83%). No que respeita à especificidade o anticorpo ,anti-Carpo (98%) foi o mais elevado do que os anticorpos anti-CCP (95%) e o FR (83). Para além disso, o anti-CCP (0,94%) apresentou a AUC mais elevada do que o anti-Carpo(0,67%) e o FR (0,76%). De forma semelhante, numa coorte italiana de AR realizada por Pecani *et al.* (2016), observou-se que a sensibilidade do anti-Carp foi de 46,8% e a especificidade de 91,95%, enquanto a AUC foi mais elevada para o anti-CCP, tal como neste trabalho. Numa meta-análise realizada por Li *et al.*, (2016), foi relatado que a sensibilidade e a especificidade do anti-CarP foram de 42% e 96%, respetivamente, em comparação com o controlo; enquanto num estudo iraquiano, a sensibilidade e a especificidade do anti-CarP para o diagnóstico de AR foram de 46% e 97,1%, respetivamente (Ali *et al.*, 2018).

Noutro estudo (Shi *et al.*, 2015), a sensibilidade e a especificidade do anticorpo anti-Carp foram de 44% e 89%, respetivamente, com uma AUC de 0,67, o que foi próximo dos nossos resultados actuais; por conseguinte, continua a não ser claro se o anticorpo anti-CarP tem um valor moderado no diagnóstico da AR.

Os anticorpos específicos da AR podem ser detectados vários anos antes do início dos sintomas clínicos (Nielen *et al.*, 2004), pelo que são necessários testes sensíveis e específicos para aplicação durante esta fase pré-clínica. Tal como a citrulinação, a carbamilação é outra modificação pós-traducional das proteínas em que o cianato modifica a lisina para formar homocitrulina através de um processo não enzimático (Shi *et al.*, 2014). A carbamilação não é restrita à AR, à semelhança da citrulinação, mas a geração de anticorpos contra estas proteínas modificadas pode preceder o início clínico da AR e está associada, independentemente do anticorpo anti-CCP, a um risco acrescido de AR (Shi *et al.*, 2015).

Os presentes resultados parecem ser consistentes com outros estudos que não encontraram uma correlação significativa nos níveis de Anti-CarP no sangue de doentes com AR com DAS-28ESR ou ESR (P=0,9, 0,9 respetivamente) (Tabela 4.6). Este resultado está em conformidade com as conclusões de um estudo realizado por Mohamed *et al.* (2020), que concluiu que não existia uma ligação significativa entre os níveis de Anti-CarP e os níveis de DAS28 ou ESR, com valores de p respectivos de 0,13 e 0,56. Uma possível explicação para estes resultados é o facto de os anticorpos anti-CarP poderem não ter qualquer correlação com a gravidade da doença.

(2018) para avaliar a utilidade diagnóstica dos anticorpos anti-CarP em doentes iraquianos, não tendo sido encontrada uma ligação significativa entre os anticorpos anti-CarP e a duração da doença. É possível sugerir a utilidade clínica dos anticorpos anti-CarP como marcador de prognóstico em doentes com anti-CCP negativo.

Conclusões e recomendações

Conclusões

Tendo em conta os resultados anteriores, pode concluir-se que:

❖ O estudo confirmou a presença de anticorpos anti-CarP e da quimiocina CXCL13 em doentes com AR.

❖ O CXCL13 demonstrou uma elevada sensibilidade, enquanto os anticorpos anti-CarP demonstraram uma elevada especificidade, pelo que estes resultados sugerem um papel adicional da positividade destes biomarcadores no diagnóstico da AR, para além do FR e do anti-CCP.

❖ Os resultados do presente estudo mostram que nem o CXCL13 nem o Anti-CarP estão significativamente ligados à pontuação da gravidade da doença em doentes com AR.

❖ De acordo com os resultados do estudo, também não existe uma relação significativa entre os níveis de CXCL13, Anti-CarP, Anti-CCP e RF com DAS28-ESR ou CDAI.

❖ O estudo mostra que o CXCL13 e o Anti-CarP com o título de Anti-CCP têm uma forte correlação positiva.

❖ O CXCL13 tem uma associação positiva fraca com a duração de uma doença.

❖ Não existe uma correlação estatisticamente significativa entre os níveis de anti-CarP e a duração da doença.

❖ Não existe uma relação estatisticamente significativa entre os níveis de CXCL13 e Anti-CCP e a resposta à medicação.

Recomendações

1. Diagnóstico e tratamento precoces da artrite reumatoide para reduzir o risco de manifestações articulares e extra-articulares da doença.

2. Investigação adicional para determinar os níveis de CXCL13 e Anti-CarP no líquido sinovial e investigar a forma como estes factores estão relacionados com o diagnóstico e a gravidade da AR.

3. Faça um esforço para realizar uma investigação aprofundada utilizando uma amostra de maior dimensão, a fim de compreender melhor os efeitos do CXCL13 e do Anti-CarP em doentes que sofrem de AR na população iraquiana.

4 - Recomenda-se o estudo da correlação da bactéria *Porphyromonas Gingivalis* com a doença da artrite reumatoide.

Referências

Referências

Al-Assie, Akeel. (2014). "Deteção do Polimorfismo Promotor -1082 G/A do Gene da Interleucina-10 pela Técnica ARMS-PCR entre alguns Pacientes Iraquianos com Artrite Reumatoide". *Raf. J. Sci., Vol.* 25 (3): 10-15.

Alanzy, A. K., Alta'ee, A. H., & Alrubiae, S. J. (2018). Fator de necrose tumoral sérico alfa e polimorfismos genéticos em pacientes com artrite reumatoide na província de Babylon, Iraque. *Jornal de Tecnologia Farmacêutica Global*, 10(3), 387-395.

Al-Bedri, K., Al-Quriashi, N. K. M., Gorial, F. I., & Younis, H. A. (2015). Manifestações oculares na artrite reumatoide: um estudo transversal descritivo do Iraque. *Int J Sci Stud*, 3(8), 61-66.

Ahmed, S. F., Badr, T., Hosny, S. M., & Hamayed, H. F. A. (2013). Avaliação da sinovite na artrite reumatoide precoce pelos níveis séricos de CXCL13 e ultrassonografia com power Doppler: correlação com a atividade da doença. *The Egyptian Rheumatologist*, 35(1), 21-27.

Asif Amin, M., Fox, D. A., & Ruth, J. H. (2017). Marcadores celulares e moleculares sinoviais na artrite reumatoide. *Seminários em Imunopatologia*, 39(4), 385-393.

Ajeganova S, Humphreys J, Verheul M, van Steenbergen H, van Nies J, Hafström I, et al. Anticorpos contra proteínas anticitrulinadas e fator reumatoide estão associados a um aumento da mortalidade mas a diferentes causas de morte em doentes com artrite reumatoide: um estudo longitudinal em três coortes europeias. *Ann Rheum Dis.* 2016;75:1924-1932.

Aletaha, D., Neogi, T., Silman, A.J., Funovits, J., Felson, D.T., Bingham, et al. (2010). "Critérios de classificação da artrite reumatoide: Uma iniciativa de colaboração entre o Colégio Americano de Reumatologia e a Liga Europeia contra o Reumatismo. *Arthritis & Rheumatism"*. 62 (9): 2569-2581.

Aletaha, D., & Smolen, J. S. (2018). Diagnóstico e gestão da artrite reumatoide: A Review. *JAMA - Journal of the American Medical Association*, 320(13), 1360-1372.

Ali, J.H.A., Saleh, B.O., Gorial, F.I.(2018). Valor diagnóstico de anticorpos séricos de proteína anti-carbamilada em pacientes iraquianos com artrite reumatoide: um estudo de controle de caso. *GJBB*, 7(1):15-8.

Allam, S. I., Sallam, R. A., Elghannam, D. M., & El-Ghaweet, A. I. (2019). Significado clínico da quimiocina sérica de células B (CXCL13) em pacientes com artrite reumatoide precoce. *O Reumatologista Egípcio*, 41(1), 11-14

Alwan, I., & Ghali, K. H. (2021). A correlação entre accp com desenvolvimento, progressão e atividade da artrite reumatoide. *Anais da Sociedade Romena de Biologia Celular*, 25(4), 408-418.

Angelotti, F., Parma, A., Cafaro, G., Capecchi, R., Alunno, A., & Puxeddu, I. (2017). Um ano em revisão 2017: patogénese da artrite reumatoide. *Clin Exp Rheumatol*, 35(3), 368-78

Arleevskaya, M. I., Albina, S., Larionova, R. V., Gabdoulkhakova, A. G., Lemerle, J., & Renaudineau, Y. (2018). A prevalência e a incidência de eventos de infeção do trato respiratório superior são elevadas antes do desenvolvimento de artrite reumatoide em parentes de primeiro grau. *Frontiers in Immunology, 9*(NOV), 1-11.

B.K. Han, I. Kuzin, J.P. Gaughan, N.J. Olsen, A. (2016) .Bottaro Os níveis basais de CXCL10 e CXCL13 são biomarcadores preditivos para a terapia com inibidores do fator de necrose tumoral em doentes com artrite reumatoide moderada a grave: *um estudo piloto e prospetivo Arthritis Res Ther*, 22 (18), p.93.

Badsha, H. (2018). Papel da dieta na influência da atividade da doença da artrite reumatoide. *A revista aberta de reumatologia*, *12*, 19.

Balandraud, N., & Roudier, J. (2018). Vírus Epstein-Barr e artrite reumatoide. *Joint Bone Spine*, *85*(2), 165-170.

Bechman, K., Dalrymple, A., Southey-Bassols, C., Cope, A. P., & Galloway, J. B. (2020). Uma revisão sistemática de CXCL13 como um biomarcador de doença e resposta ao tratamento na artrite reumatoide. *BMC rheumatology*, 4(1), 1-9.

Bellan M., Sainaghi P.P., Pirisi, M., (2017). Papel da vitamina D na artrite reumatoide. *Adv. Exp. Med. Biol.* ;996:155-168.

Bright, P.D, Mayosi, B.M., Martin, W.J., (2016). Uma perspetiva imunológica sobre a patogénese da doença cardíaca reumática: mais perguntas do que respostas. *Heart.102(19):1527–32.*

Brzustewicz, E.; Henc, I.; Daca, A.; Szarecka, M.; Sochocka-Bykowska, M.; Witkowski, J.; Bryl, E.(2017). Autoanticorpos, proteína C-reativa, taxa de sedimentação de eritrócitos e perfil de citocinas séricas na monitorização do tratamento precoce. *Cent. Eur. J. Immunol*, 42, 259-268

Bugatti, S., Manzo, A., Vitolo, B., (2014). Níveis elevados de expressão do quimioatractor de células B CXCL13 na sinóvia reumatoide são um marcador de doença grave. *Rheumatology (Oxford),53(10):1886–1895.*

Bugatti, S., Bozzalla Cassione, E., De Stefano, L., & Manzo, A. (2019). Artrite reumatoide estabelecida. Os aspectos patogénicos. *Melhores práticas e investigação: Reumatologia Clínica,* 33(5), 101478.

Bugatti, S., Vitolo, B., Benaglio, F., Montecucco, C., Caporali, R., Manzo A.,(2016). A5.14 O CXCL13 sérico é um marcador de sinovite não invasivo que contém informações não redundantes em comparação com reagentes de fase aguda e autoanticorpos em pacientes com artrite reumatoide. *Ann Rheum Dis,*75(Suppl 1):A46-A7.

Bui, V. L., & Brahn, E. (2019). Direcionamento de citocinas na artrite reumatoide. *Imunologia Clínica, 206*(março 2018), 3-8.

Burmester, G. R., & Pope, J. E. (2017). Novas estratégias de tratamento na artrite reumatoide. *The Lancet, 389*(10086), 2338-2348.

Castellanos-Moreira, R., Rodriguez-Garcia, S. C., Cabrera-Villalba, S., Gomara, M. J., Salvador, G., Ruiz-Esquide, V., ... & Sanmarti, R. (2020). O padrão de isotipo do anticorpo anti-carbamilado de proteína difere entre o reumatismo palindrómico e a artrite reumatoide. Avanços Terapêuticos em Doenças Músculo-Esqueléticas, 12, 1759720X20978139

Castro-Santos, P., & Díaz-Peña, R. (2016). Genética da artrite reumatoide: é necessário um novo impulso nas populações latino-americanas. Revista brasileira de reumatologia, 56, 171-177.

Catrina, A. I., Joshua, V., Klareskog, L., & Malmström, V. (2016). Mecanismos envolvidos no desencadeamento da artrite reumatoide. *Immunological reviews*, *269*(1), 162-174.

Challener GJ, Jones JD, Pelzek AJ, Hamilton BJ, Boire G, de Brum-Fernandes AJ, et al. (2016).Anti-carbamylated Protein Antibody Levels Correlate with Anti-Sa (Citrullinated Vimentin) Antibody Levels in Rheumatoid Arthritis. *J Rheumatol,*43(2):273-81.

Chemin, K.; Gerstner, C.; Malmström, V.(2019). Effector Functions of CD4+ T Cells at the Site of Local Autoimmune Inflammation-Lessons from Rheumatoid Arthritis. *Front. Immunol* , *10*, 353.

Chimenti, M.S., Triggianese, P., Nuccetelli, M., Terracciano, C., Crisanti, A., Guarino, M.D., et al. (2015).Auto-reacções, autoimunidade e artrite psoriática. *Autoimmun Rev* ,14:1142-1146.

Chirila, R. M., Berianu, F., abril, A., & Butendieck Jr, R. R. (2021). Envolvimento extra-articular da artrite reumatoide em três pacientes soropositivos na ausência de envolvimento articular inicial. *Immunity, Inflammation and Disease*, *9*(4), 1613-1617.

Choe, J. Y., Bae, J., Lee, H., Bae, S. C., & Kim, S. K. (2013). Relação do fator reumatoide e do anticorpo peptídeo citrulinado anti-cíclico com a atividade da doença na artrite reumatoide: Cross-sectional study. Rheumatology International, 33(9), 2373-2379.

Clunie, G., Wilkinson, N., Nikiphorou, E., Jadon, D. R., Clunie, G., Wilkinson, N., Nikiphorou, E., & Jadon, D. R. (2018). Doença musculoesquelética induzida por cristais. Oxford Handbook of Rheumatology, 277-292.

Corsiero, E., Pratesi, F., Prediletto, E., Bombardieri, M., Migliorini, P. (2016).NETosis como fonte de autoantigénios na artrite reumatoide. *Front Immunol, 7:485.*

Coutant, F., & Miossec, P. (2020). Conceitos em evolução da patogénese da artrite reumatoide com foco nas fases iniciais e tardias. *Opinião Atual em Reumatologia, 32*(1), 57-63.

Curtis JR, Lee EB, Kaplan IV, Kwok K, Geier J, Benda B, et al. (2016). Tofacitinib, um inibidor oral da janus quinase: análise de doenças malignas em todo o programa de desenvolvimento clínico da artrite reumatoide. *Ann Rheum Dis*, 75:831-41.

Cutolo, M. (2016). Glucocorticóides e cronoterapia na artrite reumatoide. *RMD open*, *2*(1), e000203.

D.A. Bell, S. Elhayek, E. Cairns, L. (2017). Barra Uso do isótipo de anticorpo de proteína anti-homocitrulinada na artrite reumatoide e seus parentes de primeiro grau não afetados Clin. Exp. *Rheumatol*, 35 (6), pp. 948-953.

D.A. Hussein, S.A. El Bakry, N.A. Morshedy, S.E. Ibrahim, H.M. Sakr, R.A. (2018).Abo-Shady Papel da proteína da matriz oligomérica da cartilagem (COMP) como biomarcador de prognóstico no seguimento de doentes com artrite reumatoide precoce: correlação com os achados ultrassonográficos músculo-esqueléticos *Egypt Rheumatol*, 40 (4), pp. 221-226

D'Agostino MA, Terslev L, Wakefield R et al. (2016).Novos algoritmos para o uso pragmático de ultrassom no tratamento de pacientes com artrite reumatoide: do diagnóstico à remissão. Ann Rheum Dis;75:1902-8.

Silva, J. L., Passos, D. F., Bernardes, V. M., & Leal, D. B. (2019). ATP e adenosina: Papel na imunopatogénese da artrite reumatoide. *Immunology letters*, *214*, 55-64.

Dakkak, Y. J., Jansen, F. P., DeRuiter, M. C., Reijnierse, M., & van der Helm-van Mil, A. H. (2020). Artrite reumatoide e tenossinovite nas articulações metatarsofalângicas: um estudo anatómico e de ressonância magnética das bainhas dos tendões do antepé. *Radiologia*, *295*(1), 146-154.

Dargham, S. R., Zahirovic, S., Hammoudeh, M., Emadi, S. Al, Masri, B. K., Halabi, H., Badsha, H., Uthman, I., Mahfoud, Z. R., Ashour, H., Haq, W. G. El, Bayoumy, K., Kapiri, M., Saxena, R., Plenge, R. M., Kazkaz, L., & Arayssi, T. (2018). Epidemiologia e padrões de tratamento da artrite reumatoide numa grande coorte de pacientes árabes. PLoS ONE, 13(12), 1-12.

Davis III, J. M. (2019). Artrite reumatoide: uma doença grave que as abordagens preventivas beneficiariam muito. *Clinical therapeutics*, *41*(7), 1240-1245.

Deane, K. D., & Holers, V. M. (2019). A história natural da artrite reumatoide. Clinical therapeutics, 41(7), 1256-1269

Deane, K. D., Demoruelle, M. K., Kelmenson, L. B., Kuhn, K. A., Norris, J. M., & Holers, V. M. (2017). Factores de risco genéticos e ambientais para a artrite reumatoide. *Melhores práticas e investigação Reumatologia clínica*, *31*(1), 3-18.

Deane, K. D. (2018). Artrite reumatoide pré-clínica e prevenção da artrite reumatoide. Current Rheumatology Reports, 20(8), 1-7.

Derksen, V. F. A. M., Huizinga, T. W. J., & Van Der Woude, D. (2017, junho). O papel dos autoanticorpos na fisiopatologia da artrite reumatoide. Em *Seminários em imunopatologia* (Vol. 39, No. 4, pp. 437-446). Springer Berlin Heidelberg.

Diamanti, A. P., Panebianco, C., Salerno, G., Di Rosa, R., Salemi, S., Sorgi, M. L., Meneguzzi, G., Mariani, M. B., Rai, A., Iacono, D., Sesti, G., Pazienza, V., & Laganà, B. (2020). Impacto da dieta mediterrânea na atividade da doença e na composição da microbiota intestinal de pacientes com artrite reumatoide. Microorganismos, 8(12), 1-14.

Dar, L., Tiosano, S., Watad, A., Bragazzi, N. L., Zisman, D., Comaneshter, D., Cohen, A., & Amital, H. (2018). A obesidade e a artrite reumatoide estão inter-relacionadas? *Jornal Internacional de Prática Clínica, 72(1), 1-5.*

Dissanayake, K., Jayasinghe, C., Wanigasekara, P., & Sominanda, A. (2021). Potencial aplicabilidade das citocinas como biomarcadores da atividade da doença na artrite reumatoide: Avaliação baseada em ensaio de imunoabsorção enzimática de TNF-α, IL-1β, IL-10 e IL-17A. *PLoS ONE, 16*(1 de janeiro), 1-14.

Elsayed, S. A., Esmail, M. A., Ali, R. M., & Mohafez, O. M. (2019). Valor diagnóstico e prognóstico de anticorpos anti-CarP em uma amostra de pacientes egípcios com artrite reumatoide. *Reumatologia clínica, 38*(10), 2683-2689.

Emery, P. (2015). Atlas da Artrite Reumatoide. Em Atlas da Artrite Reumatoide.

Ebringer A, Rashid T. A artrite reumatoide é causada por uma infeção do trato urinário por Proteus. *APMIS.* 2014;122(5):363-8.

Elizabeth, M., & Mcgarrity-yoder, M. E. (2021). Qualidade da dieta e atividade da doença na Artrite Reumatoide por Na faculdade de pós-graduação.

Eissa, M., El Shafey, A., & Hammad, M. (2017). Comparação entre diferentes pontuações de atividade da doença na artrite reumatoide: um estudo multicêntrico egípcio. *Reumatologia Clínica*, 36(10), 2217-2224.

Elemam, N. M., Hannawi, S., & Maghazachi, A. A. (2020). Papel das quimiocinas e dos receptores de quimiocinas na artrite reumatoide. ImmunoTargets and therapy, 9, 43.

Erre, G. L., Mundula, N., Colombo, E., Mangoni, A. A., Sechi, L. A., Oggiano, M., ... & Carru, C. (2019). Precisão diagnóstica de anticorpos de proteína anticarbamilada em artrite reumatoide estabelecida: Um estudo transversal monocêntrico. ACR Open Rheumatology, 1(7), 433-439.

Essouma, M., Noubiap J.J., (2015).A poluição atmosférica é um fator de risco para a artrite reumatoide? *J Inflamm (Lond)* ,12:48.

Falkenburg, W. J. J., & van Schaardenburg, D. (2017). Evolução das respostas de autoanticorpos em indivíduos em risco de artrite reumatoide. *Melhores práticas e investigação: Reumatologia Clínica, 31*(1), 42-52.

Fathi Ahmed, S., Badr, T., Hosny, S.M., Hamayed, H.F.A. (2013).Avaliação da sinovite na artrite reumatoide precoce através dos níveis séricos de CXCL13 e da ultrassonografia com power Doppler: correlação com a atividade da doença. *Egypt Rheumatol*,35(1):21-7.

Figus, F. A., Piga, M., Azzolin, I., McConnell, R., & Iagnocco, A. (2021). Artrite reumatoide: Manifestações extra-articulares e comorbidades. *Autoimmunity reviews*, *20*(4), 102776.

Firestein, G. S., & McInnes, I. B. (2017). Imunopatogênese da artrite reumatoide. *Immunity*, *46*(2), 183-196.

Favalli, E. G., Biggioggero, M., Crotti, C., Becciolini, A., Raimondo, M. G., & Meroni, P. L. (2019). Sexo e manejo da artrite reumatoide. Revisões clínicas em alergia e imunologia, 56(3), 333-345.

Fleischmann, R., Connolly, S. E., Maldonado, M. A., & Schiff, M. (2016). Breve relatório: Estimando a atividade da doença usando escores de atividade da doença com múltiplos biomarcadores em pacientes com artrite reumatoide tratados com abatacepte ou adalimumabe. Artrite e Reumatologia, 68(9), 2083-2089.

Frisell, T., Saevarsdottir, S., & Askling, J. (2016). Será que uma história familiar de AR influencia a apresentação clínica e a resposta ao tratamento na AR? Annals of the Rheumatic Diseases, 75(6), 1120-1125.

García-González P., Ubilla-Olguín, G., Catalán, D., Schinnerling, K., Aguillón, J.C. (2016). Células dendríticas tolerogênicas para reprogramação de respostas de linfócitos em doenças autoimunes. *Autoimmun Rev.* 15:1071-80.

Gavrilă BI , Ciofu, C., & Stoica, V. (2016). Biomarcadores na Artrite Reumatoide, o que há de novo? In *Journal of medicine and life* (Vol. 9, Issue 2, pp. 144-148).

Gan, R. W., Trouw, L. A., Shi, J., Toes, R. E., Huizinga, T. W., Demoruelle, M. K., ... & Holers, V. M. (2015). Os anticorpos anti-carbamilados proteicos estão presentes antes da artrite reumatoide e estão associados ao seu diagnóstico futuro. The Journal of rheumatology, 42(4), 572-579.

Gerlag, D.M.; Safy, M.; Maijer, K.I.; Tang, M.W.; Tas, S.W.; Starmans-Kool, M.J.F.; van Tubergen, A.; Janssen, M.; de Hair, M.; Hansson, M.; et al.(2019).Tak PP7F1000Prime recommendation of Efeitos da terapia dirigida às células B na fase pré-clínica da artrite reumatoide: O estudo PRAIRI. *Ann. Rheum. Dis. , 78*, 179-185.

Giles, J. T. (2019). Manifestações extra-articulares e comorbilidade na artrite reumatoide: Impacto potencial da prevenção da artrite pré-rheumatóide. *Clinical Therapeutics, 41*(7), 1246-1255.

Girdler, S. J., Ye, I., Tang, R., & Kirschner, N. (2020). Alterando a história natural da artrite reumatoide: O papel da imunoterapia e dos produtos biológicos nos cuidados ortopédicos. *Journal of Orthopaedics, 17*, 17-21.

Glinatsi D, Baker JF, Hetland ML, et al.(2017).A inflamação avaliada por ressonância magnética no pulso está associada a incapacidade física relatada pelo paciente, avaliação global da atividade da doença e dor na artrite reumatoide precoce: resultados longitudinais de dois ensaios clínicos aleatórios. *Ann Rheum Dis ,*76(10):1707-1715.

Greisen, S. R., Schelde, K. K., Rasmussen, T. K., Kragstrup, T. W., Stengaard-Pedersen, K., Hetland, M. L., ... & Hvid, M. (2014). CXCL13 prevê a atividade da doença na artrite reumatoide precoce e pode ser um indicador da janela de oportunidade terapêutica'. Arthritis research & therapy, 16(5), 1-9.

Gulati, M., Farah, Z., & Mouyis, M. (2018). Características clínicas da artrite reumatoide. *Medicine, 46*(4), 211-215.

H. Klippel , J., H.Stone, J., & J.Crofford, L. (2010). A Cartilha de Bolso sobre as Doenças Reumáticas. Em *The Pocket Primer on the Rheumatic Diseases*.

Hajjaj-Hassouni N, Mawani N, Allali F, Rkain H, Hassouni K, Hmamouchi I, Dougados M. (2017).Avaliação do estado da vitamina D na artrite reumatoide e a sua associação com a atividade da doença em 15 países: "The COMORA Study". *Int. J. Rheumatol.* : 5491676.

Halls, S. E. (2016). Compreender a experiência do paciente em relação à rigidez e desenvolver uma medida de resultados relatados pelo paciente em relação à rigidez na artrite reumatoide.

Hamad, M. Ben, Marzouk, S., Kaddour, N., Masmoudi, H., Fakhfakh, F., Rebai, A., Bahloul, Z., & Maalej, A. (2014). Anticorpo de peptídeo citrulinado anticíclico e fator reumatoide em pacientes do sul da Tunísia com artrite reumatoide: Associação com a atividade e gravidade da doença. Journal of Clinical Laboratory Analysis, 28(1), 21-26.

Han, B. K., Kuzin, I., Gaughan, J. P., Olsen, N. J., & Bottaro, A. (2016). Os níveis basais de CXCL10 e CXCL13 são biomarcadores preditivos para a terapia com inibidores do fator de necrose tumoral em doentes com artrite reumatoide moderada a grave: um estudo piloto e prospetivo. Arthritis research & therapy, 18(1), 1-7.

Hanlon, M. M. (2020). Os macrófagos são condutores críticos da inflamação sinovial na artrite reumatoide (dissertação de doutorado, Escola de Medicina, Trinity College Dublin)

Holers, V. M., & Banda, N. K. (2018). Complemento na iniciação e evolução da artrite reumatoide. *Fronteiras em imunologia, 9,* 1057.

Hussain, S. A., Abood, S. J., & Gorial, F. I. (2017). O uso adjuvante de frutoborato de cálcio e bórax com etanercept em pacientes com artrite reumatoide: Estudo piloto. Journal of Intercultural Ethnopharmacology, 6(1), 58.
Hughes CE, Nibbs RJB. Um guia para quimiocinas e seus receptores. FEBS J. 2018;285(16):2944-2971.

Hunt, L.; Hensor, E.M.; Nam, J.; Burska, A.N.; Parmar, R.; Emery, P.; Ponchel, F.(**2016**).Subconjuntos de células T: Um biomarcador imunológico para prever a progressão para artrite clínica em indivíduos ACPA-positivos. *Ann. Rheum. Dis. , 75,* 1884-1889.

Hussein, R. H., MezherAl-Rayahi, I. A., & Taha, K. (2018). Isótipos do fator reumatoide em uma amostra de pacientes iraquianos com artrite reumatoide. J Glob Pharma Technol, 10, 141-145.

Ibn Yacoub, Y., Amine, B., Laatiris, A., & Hajjaj-Hassouni, N. (2012). Fator reumatoide e anticorpos contra péptidos citrulinados em doentes marroquinos com artrite reumatoide:

Associação com parâmetros da doença e qualidade de vida. Reumatologia Clínica, 31(2), 329-334.

Inan, AS., Masatlioglu, S., Ozyurek, SC., Engin, D.,e Erdem, I. (2011). Envolvimento invulgar do sistema nervoso central na artrite reumatoide: tratamento bem sucedido com esteróides e azatioprina. Rheumatol Int,31: 1383-1385.

J. Collison Artrite reumatoide: novo ator na patogénese da AR trazido à luz Nat Rev Rheumatol, 13 (4) (2017) , p. 195

Jalili M., Kolahi S., Aref-Hosseini S.R., Mamegani M.E., Hekmatdoost A. (2014).Papel benéfico dos antioxidantes nos resultados clínicos e nos parâmetros antioxidantes dos eritrócitos em doentes com artrite reumatoide. *Int. J. Prev. Med.* ,5(7):835-840.

Joshua, V. (2017). In amação associada a anticorpos dentro e fora da articulação na artrite reumatoide. ISBN 978-91-7676-768-9.

Kragstrup, T. W., Andersen, T., Heftdal, L. D., Hvid, M., Gerwien, J., Sivakumar, P., Taylor, P. C., Senolt, L., & Deleuran, B. (2018). A família de citocinas IL-20 na artrite reumatoide e espondiloartrite. Fronteiras em Imunologia, 9(SEP), 1-10

Kalim S, Karumanchi SA, Thadhani RI, Berg AH. (2014).Carbamilação de proteínas na doença renal: patogénese e implicações clínicas. *Am J Kidney Dis.* ,64:793-803.

Karami, J., Aslani, S., Jamshidi, A., Garshasbi, M., & Mahmoudi, M. (2019). Implicações genéticas na patogênese da artrite reumatoide; uma revisão atualizada. Gene, 702, 8-16.

Kinslow JD, Blum LK, Deane KD, Demoruelle MK, Okamoto Y, Parish MC, et al. Elevated IgA Plasmablast Levels in Subjects at Risk of Developing Rheumatoid Arthritis. *Arthritis Rheumatol.* 2016;68(10):2372-83.

Klippel,H., J., H.Stone, J., & J.Crofford, L. (2010). A Cartilha de Bolso sobre as Doenças Reumáticas. Em The Pocket Primer on the Rheumatic Diseases.

Kobak, S. & Bes, C. (2018) Um conto de outono: artrite reumatoide geriátrica. Ther. Adv. Musculoskelet. Dis., 10, 3-11

Kondo, Y., Kaneko, Y., Inoue, Y., Takahashi, C., Sakata, K., Yamaoka, K., Sato, S., & Takeuchi, T. (2018). AB1227 Achados inflamatórios em ultrassom e ressonância magnética podem prever o desenvolvimento futuro de artrite reumatoide em pacientes com artrite soronegativa e indiferenciada. *39*(4), 1711.1-1711.

Konig MF, Abusleme L, Reinholdt J, Palmer RJ, Teles RP, Sampson K, et al.(2016).Aggregatibacter actinomycetemcomitans-induced hypercitrullination links periodontal infection to autoimmunity in rheumatoid arthritis. *Sci Transl Med.* ,8(369):369ra176.

Korvatko, Y., & Bogar, W. C. (2020). Manifestação Radiograficamente Oculta de Artrite Reumatoide em um Paciente com Evidência Clínica e Laboratorial Prolongada de Doença Rampante: Um relato de caso. *Journal of Chiropractic Medicine, 19*(2), 128-135 .

Kragstrup, T. W., Andersen, T., Heftdal, L. D., Hvid, M., Gerwien, J., Sivakumar, P., Taylor, P. C., Senolt, L., & Deleuran, B. (2018). A família de citocinas IL-20 na artrite reumatoide e espondiloartrite. *Frontiers in Immunology, 9*(SEP), 1-10.

Kumar, B. S., Suneetha, P., Mohan, A., Kumar, D. P., & Sarma, K. V. S. (2017). Comparação da Pontuação de Atividade da Doença em 28 articulações com ESR (DAS28), Índice de Atividade Clínica da Doença (CDAI), Índice de Incapacidade do Questionário de Avaliação da Saúde (HAQ-DI) e Avaliação de Rotina dos Dados do Índice do Paciente com 3 medidas (RAPID3) para avaliar a atividade da doença em pacientes com artrite reumatoide na apresentação inicial. *The Indian Journal of Medical Research, 146*(Suppl 2), S57.

Kushner, I. (2017). Reagentes de fase aguda. In: Furst DE, ed. UpToDate: UpToDate. 1-16.

Kwiecinski J, Rothschild BM.(2016). Sem artrite reumatoide no antigo Egipto: uma reavaliação. *Rheumatol Int.* ,36(6):891-5.

Labitigan, M., Bahče-Altuntas, A., Kremer, J. M., Reed, G., Greenberg, J. D., Jordan, N., ... & Broder, A. (2014). Taxas mais elevadas e agrupamento de lípidos anormais, obesidade e diabetes mellitus na artrite psoriática em comparação com a artrite reumatoide. Arthritis care & research, 66(4), 600-607.

Li, T.; Zhao, L.; Chen, H.(2020). Relação entre os polimorfismos no gene promotor da interleucina 6 -572G/C (rs1800796) e o risco de artrite reumatoide: Uma meta-análise. *Int. J. Rheum. Dis.* , *23*, 47-54.

Li, L., Deng, C., Chen, S., Zhang, S., Wu, Z., Hu, C., ... & Li, Y. (2016). Meta-análise: precisão diagnóstica do anticorpo anti-carbamilado de proteína para artrite reumatoide. PloS one, 11(7), e0159000.

Lin, Y. J., Anzaghe, M., & Schülke, S. (2020). Atualização sobre o mecanismo de patologia, diagnóstico e opções de tratamento para artrite reumatoide. *Cells*, *9*(4), 880.

Lindqvist, E., Eberhardt, K., Heinega°rd, D., Bendtzen, K., & Saxne, T. (2005). Marcadores laboratoriais prognósticos de lesões articulares na artrite reumatoide. 196-201.

Littlejohn, E.A.; Monrad, S. Early Diagnosis and Treatment of Rheumatoid Arthritis (Diagnóstico e Tratamento Precoce da Artrite Reumatoide). *Prim. Care: Clin. Off. Pr.* **2018**, *45*, 237-255.
Littlejohn, E.A.; Monrad, S. Early Diagnosis and Treatment of Rheumatoid Arthritis (Diagnóstico e Tratamento Precoce da Artrite Reumatoide). *Prim. Care: Clin. Off. Pr.* **2018**, *45*, 237-255.

Liu Y., Hazlewood G.S., Kaplan G.G., Eksteen B., Barnabe C. (2017).Impacto da obesidade na remissão e atividade da doença na artrite reumatoide: Uma revisão sistemática e meta-análise. *Arthritis Care Res. (Hoboken)* ,69(2):157-165.

Lucchino, B., Spinelli, F. R., Iannuccelli, C., Guzzo, M. P., Conti, F., & Franco, M. D. (2019). Interações mucosa-ambiente na patogênese da artrite reumatoide. *Células*, *8*(7), 700.

M. Brink, M.K. Verheul, J. Ronnelid, E. Berglin, R. Holmdahl, R.E. Toes, *et al.*(2015). Anticorpos anti-carbamilados proteicos na fase pré-sintomática da artrite reumatoide, sua relação com múltiplos anticorpos anti-citrulina peptídica e associação com danos radiológicos Arthritis Res. Ther., 17 , p. 25

Machaj, F.; Rosik, J.; Szostak, B.; Pawlik, A. (2020).A evolução da nossa compreensão da genética da artrite reumatoide e o impacto na descoberta de novos medicamentos. *Expert Opin. Drug Discov.* , *15*, 85-99.

Malm K, Bremander A, Arvidsson B, Andersson ML, Bergman S, Larsson I. (2016) A influência dos hábitos de vida na qualidade de vida em pacientes com artrite reumatoide estabelecida - Um equilíbrio constante entre idealidade e realidade. *Int J Qual Stud Health Well-being.* ,11(1):30534.

Medina, Y. F., Ruíz-Gaviria, R. E., Buitrago-Lopez, A., & Villota, C. (2018). Exame físico articular na atividade da artrite reumatoide: uma revisão sistemática da literatura: Revisão sistemática da literatura a respeito do exame físico na artrite reumatoide. *Clinical Rheumatology, 37*(6), 1457-1464.

Malmström V, Catrina AI, Klareskog L.(2017).A imunopatogénese da artrite reumatoide seropositiva: do desencadeamento ao direcionamento. *Nat Rev Immunol.* 17:60-75.

Mankia, K., & Emery, P. (2016). Revisão: Progresso da artrite reumatoide pré-clínica em direção à prevenção. *Artrite e Reumatologia, 68*(4), 779-788.

Marietta E.V., Murray J.A., Luckey D.H., Jeraldo P.R., Lamba A., Patel R., Luthra H.S., Mangalam A., Taneja V. (2016) Supressão da artrite inflamatória por Prevotella histicola derivada do intestino humano em ratos humanizados. *Arthritis Rheumatol.* ,68(12):2878-2888.

Martinez-Taboada, VM., Blanco ,R.,e Armona, J.(2000). Arterite de células gigantes com uma taxa de sedimentação de eritrócitos inferior a 50. Clin A9Rheumatol ,19(1):73-75.

Martu, A., Rezus, E., Sufaru, I., Banu, C., Martu, S., & Foia, L. (2018). Estudo sobre as alterações clínicas no estado geral e oral em pacientes com artrite reumatoide. *Jornal Romeno de Reabilitação Oral, 10*(3), 188-198.

Mateen S., Moin S., Shahzad S., Khan A.Q. (2017) Nível de citocinas inflamatórias em doentes com artrite reumatoide: Correlação com 25-hidroxi vitamina D e espécies reactivas de oxigénio. *PLoS One. ,*12(6):e0178879.

Meeuwisse CM, van der Linden MP, Rullmann TA, Allaart CF, Nelissen R, Huizinga TW, et al. Identificação de CXCL13 como marcador do resultado da artrite reumatoide utilizando um modelo in silico da articulação reumática. *Arthritis Rheum.* (2011);63(5):1265–73.

Menni C, Zierer J, Valdes AM, Spector TD. (2017). Mixing omics: combinando genética e metabolómica para estudar doenças reumáticas. *Nat Rev Rheumatol.* ,13(3):174-81.

Michet III, C. J., Strobova, K., Achenbach, S., Crowson, C. S., & Matteson, E. L. (2015, fevereiro). Taxas de hospitalização e utilização entre pacientes com artrite reumatoide: um estudo de base populacional de 1987 a 2012 no condado de Olmsted, Minnesota. Em *Mayo Clinic Proceedings* (Vol. 90, No. 2, pp. 176-183). Elsevier.

Mikhaylenko, D. S., Nemtsova, M. V., Bure, I. V., Kuznetsova, E. B., Alekseeva, E. A., Tarasov, V. V., ... & Zamyatnin, A. A. (2020). Polimorfismos genéticos associados ao desenvolvimento da artrite reumatoide e à resposta à terapia anti-reumática. *Revista internacional de ciências moleculares, 21*(14), 4911.

Mohamed, S. R., Neseem, N. O., Metwally, S. S., & El-Kady, B. A. (2020). Valor diagnóstico e significado clínico dos anticorpos anti-carbamilados (anti-CarP) em pacientes egípcios com artrite reumatoide. *The Egyptian Rheumatologist*, 42(1), 1-4.

Moura RA, Quaresma C, Vieira AR, Goncalves MJ, Polido-Pereira J, Romao VC, et al. (2017).O fenótipo das células B e as células B de memória IgD-CD27- são afectados pelo tratamento com inibidores do TNF e tocilizumab na artrite reumatoide. *PLoS One.*,12(9):e0182927.

Nakken, B., Papp, G., Bosnes, V., Zeher, M., Nagy, G., & Szodoray, P. (2017). Biomarcadores para artrite reumatoide: Dos processos moleculares às aplicações de diagnóstico - conceitos actuais e perspectivas futuras. Immunology Letters, 189(May), 13-18.

Namekawa, T.; Wagner, U.G.; Goronzy, J.J.; Weyand, C.M. (2020).Subconjuntos funcionais de células T CD4 na sinovite reumatoide. *Arthritis Rheum.* , *41*, 2108-2116.

Naqvi, A., Hassali, M., Aftab, M., Naqvi, S., Zehra, F., Ahmad, R., & Ahmad, N. (2017). Desenvolvimento de literatura de educação sobre doenças baseada em evidências para pacientes paquistaneses com artrite reumatoide. *Doenças, 5*(4), 27.

Narazaki, M., Tanaka, T., & Kishimoto, T. (2017). O papel e o alvo terapêutico da IL-6 na artrite reumatoide. *Revisão de Especialistas em Imunologia Clínica, 13*(6), 535-551.

Nielen, M. M., van Schaardenburg, D., Reesink, H. W., Van de Stadt, R. J., van der Horst-Bruinsma, I. E., de Koning, M. H., ... & Dijkmans, B. A. (2004). Autoanticorpos específicos precedem os sintomas da artrite reumatoide: um estudo de medições em série em dadores de sangue. Arthritis & Rheumatism: Official Journal of the American College of Rheumatology, 50(2), 380-386.

Nemtsova, M. V., Zaletaev, D. V., Bure, I. V., Mikhaylenko, D. S., Kuznetsova, E. B., Alekseeva, E. A., ... & Zamyatnin Jr, A. A. (2019). Alterações epigenéticas na patogénese da artrite reumatoide. *Fronteiras em genética, 10,* 570.

Neovius, M., Simard, J. F., Askling, J., & Grupo de Estudo ARTIS. (2011). Prevalência nacional de artrite reumatoide e penetração de medicamentos modificadores da doença na Suécia. *Annals of the rheumatic diseases,* 70(4), 624-629.

Noack, M., & Miossec, P. (2017). Vias selecionadas de citocinas na artrite reumatoide. *Seminários em Imunopatologia, 39*(4), 365-383.

P. Conigliaro, M.S. Chimenti, P. Triggianese, F. Sunzini, L. Novelli, C. Perricone, R. Perricone(2016). Autoanticorpos na artrite inflamatória. *Autoimmun. Rev.,* 15, pp. 673-683

Pan, H. D., Xiao, Y., Wang, W. Y., Ren, R. T., Leung, E. L. H., & Liu, L. (2019). Medicina tradicional chinesa como tratamento para artrite reumatoide: da prática empírica à terapia baseada em evidências. *Engenharia, 5*(5), 895-906.

Pandya JM, Lundell AC, Andersson K, Nordstrom I, Theander E, Rudin A.(2017).Perfil de quimiocinas no sangue na artrite reumatoide precoce não tratada: CXCL10 como um marcador de atividade da doença. *Arthritis Res Ther.,*19(1):20.

Pecani, A., Alessandri, C., Spinelli, F. R., Priori, R., Riccieri, V., Di Franco, M., ... & Conti, F. (2016). Prevalência, sensibilidade e especificidade de anticorpos contra proteínas carbamiladas numa coorte monocêntrica de doentes com artrite reumatoide e outras doenças reumáticas auto-imunes. Arthritis research & therapy, 18(1), 1-8.

Pfeifle, R.; Rothe, T.; Ipseiz, N.; Scherer, H.U.; Culemann, S.; Harre, U.A.; Ackermann, J.; Seefried, M.; Kleyer, A.; Uderhardt, S.; et al. (2016).A regulação da atividade dos auto-anticorpos pelo eixo IL-23-TH17 determina o início da doença autoimune. *Nat. Immunol.* , *18*, 104-113.

Ramwadhdoebe, T.H.; Hähnlein, J.; Maijer, K.I.; van Boven, L.J.; Gerlag, D.M.; Tak, P.P.; van Baarsen, L.G.M**(2016)**. A análise de biópsia de linfonodo revela um equilíbrio imunorregulatório alterado já durante a fase de risco da artrite reumatoide positiva para autoanticorpos. *Eur. J. Immunol.* , *46*, 2812-2821.

Raslan, H.M.; Attia, H.R.; Hamed Ibrahim, M.; Mahmoud Hassan, E.; Salama, I.I.; Ismail, S.; Abdelmotaleb, E.; El Menyawi, M.M.; Amr, K.S. **(2020)**.Associação de anticorpos anti-péptido citrulinado cíclico e isótipos de fator reumatoide com alelos de epítopos partilhados HLA-DRB1 em doentes egípcios com artrite reumatoide. *Int. J. Rheum. Dis.* , *23*, 647-653.

Rathore, B. (2018). Artrite reumatoide: uma compreensão à luz dos medicamentos à base de plantas. *Era'S Journal of Medical Research*, *5*(1), 45-58.

Ridha, A., Hussein, S., AlJabban, A., Gunay, L. M., Gorial, F. I., & Al Ani, N. A. (2022). O Impacto Clínico da Seropositividade na Resposta ao Tratamento em Pacientes com Artrite Reumatoide Tratados com Etanercept: Uma experiência iraquiana no mundo real. Reumatologia de acesso aberto: Research and Reviews, 14, 113.

Ridiandries A, Tan JTM, Bursill CA. (2016) O papel das quimiocinas CC na regulação da angiogénese. Int J Mol Sci.,17(11):1856.

Rivellese, F., Humby, F., Bugatti, S., Fossati-Jimack, L., Rizvi, H., Lucchesi, D., ... & Verschueren, P. (2020). Sinovite de células B e fenótipos clínicos na artrite reumatoide: relação com os estágios da doença e exposição a medicamentos. *Arthritis & Rheumatology*, *72*(5), 714-725.

Robinson, W. H., & Mao, R. (2016). Biomarcadores para orientar a terapêutica clínica em reumatologia? *Opinião Atual em Reumatologia*, *28*(2), 168-175.

Rodriguez, A. (2018). Tese Factores reprodutivos como preditores do desenvolvimento e progressão da doença em doentes com artrite reumatoide. Serviço de Reumatologia. Universidade de Genebra, Genebra.

Rioja, I., Hughes, F. J., Sharp, C. H., Warnock, L. C., Montgomery, D. S., Akil, M., ... & Dickson, M. C. (2008). Potenciais novos biomarcadores da atividade da doença em doentes com artrite reumatoide: CXCL13, CCL23, fator de crescimento transformador α, membro da superfamília 9 do recetor do fator de necrose tumoral e fator estimulador de colónias de macrófagos. Arthritis & Rheumatism: *Official Journal of the American College of Rheumatology*, 58(8), 2257-2267.

Othman, M. A., Ghazali, W. S. W., Hamid, W. Z. W., Wong, K. K., & Yahya, N. K. (2017). Anticorpos de proteína anti-carbamilada em pacientes com artrite reumatoide e sua associação com o fator reumatoide. *Saudi medical journal, 38*(9), 934.

S. Almasi et al. (2016) Perfil de expressão genética dos receptores 4 e 5 do tipo toll em células mononucleares do sangue periférico em doenças reumáticas: espondilite anquilosante e artrite reumatoide Iranian Journal of Allergy, Asthma and Immunology.

Safiri, S., Kolahi, A. A., Hoy, D., Smith, E., Bettampadi, D., Mansournia, M. A., ... & Cross, M. (2019). Carga global, regional e nacional da artrite reumatoide 1990-2017: uma análise sistemática do estudo Global Burden of Disease 2017. *Anais das doenças reumáticas, 78*(11), 1463-1471.

Sahar Abdul S. A., Mayada N. I. e Ali H. Al-H. 2019. Níveis plasmáticos da proteína 14-3-3H e sua correlação com a atividade de pacientes com artrite reumatoide. Jornal Mundial de Pesquisa Farmacêutica. 8(2): 1485-1502.

Sandhya P., Danda D., Sharma D., Scaria V. (2016).Does the buck stop with the bugs? Uma visão geral da disbiose microbiana na artrite reumatoide. *Int. J. Rheum. Dis.* ;19(1):8-20. doi: 10.1111/1756-185X.12728.

Santuza, L., Porto, S., Campos, W., Júnior, T., Alves, D., Costa, C., Lanna, D., & Maria, A. (2015). Artigo original Anticorpos anti-CCP não são um marcador de gravidade na artrite reumatoide estabelecida : um estudo de ressonância magnética &. Revista Brasileira de Ortopedia (Edição em Inglês), 57(1), 15-22.

Scherer HU, Huizinga TWJ, Krönke G, Schett G, Toes REM. (2018). A resposta das células B aos antigénios citrulinados no desenvolvimento da artrite reumatoide. *Nat Rev Rheumatol.* , 14:157-69.

Scherer, H. U., Häupl, T., & Burmester, G. R. (2020). A etiologia da artrite reumatoide. *Journal of autoimmunity*, *110*, 102400.

Schinnerling K, Aguillón JC, Catalán D, Soto L. (2017). O papel da sinalização da interleucina-6 e seu bloqueio terapêutico na distorção do equilíbrio das células T na artrite reumatoide. *Clin Exp Immunol.* ,189:12-20.

Schinnerling, K., Rosas, C., Soto, L., Thomas, R., & Aguillón, J. C. (2019). Modelos de camundongos humanizados de artrite reumatoide para estudos sobre imunopatogênese e testes pré-clínicos de terapias baseadas em células. *Fronteiras em imunologia*, 203.

Šenolt, L., Grassi, W., & Szodoray, P. (2014). Biomarcadores laboratoriais ou de imagem no diagnóstico da artrite reumatoide? BMC medicine, 12(1), 1-6.

Senthelal, S., Li, J., Goyal, A., Bansal, P., & Thomas, M. A. (2018). Artrite.

Serdaroğlu, M., Çakırbay, H., Değer, O., Cengiz, S., & Kul, S. (2008). A associação de anticorpos anti-CCP com a atividade da doença na artrite reumatoide. Rheumatology International, 28(10), 965-970.

Sherif, N.M., Arafa, M.M., Ibrahim, S.E., Moussa, S.G.(2013). CXC ligando 13 na artrite reumatoide e sua relação com a síndrome de Sjögren secundária. Egypt Rheumatol, 35(3), 121-6.

Shrivastava, A. K., Singh, H. V., Raizada, A., Singh, S. K., Pandey, A., Singh, N., Yadav, D. S., & Sharma, H. (2015). Marcadores inflamatórios em pacientes com artrite reumatoide. Allergologia et Immunopathologia, 43(1), 81-87.

Shaker, O. G., El-Demellawy, H. H., Salem, M. N., & Eesa, N. N. (2016). Polimorfismos do gene da metileno tetrahidrofolato redutase (MTHFR) em pacientes com artrite reumatoide: correlação com os níveis séricos de osteopontina e atividade da doença. The Egyptian Rheumatologist, 38(4), 283-288.

Shi, J., Willemze, A., Janssen, G. M., van Veelen, P. A., Drijfhout, J. W., Cerami, A., ... & Toes, R. E. (2013). Reconhecimento de proteínas citrulinadas e carbamiladas por anticorpos humanos: especificidade, reatividade cruzada e o método 'AMC-Senshu'. Anais das doenças reumáticas, 72(1), 148-150.

Shi, J., van Veelen, P. A., Mahler, M., Janssen, G. M., Drijfhout, J. W., Huizinga, T. W., ... & Trouw, L. A. (2014). Carbamilação e anticorpos contra proteínas carbamiladas na autoimunidade e outras patologias. Autoimmunity reviews, 13(3), 225-230.

Shi, J., van Steenbergen, H. W., van Nies, J. A., Levarht, E. W., Huizinga, T. W., van der Helm-van Mil, A., ... & Trouw, L. A. (2015). A especificidade dos anticorpos anti-carbamilados de proteínas para a artrite reumatoide num contexto de artrite precoce. Arthritis research & therapy, 17(1), 1-6.

Singh, J. A., Saag, K. G., Bridges, S. L., Akl, E. A., Bannuru, R. R., Sullivan, M. C., Vaysbrot, E., McNaughton, C., Osani, M., Shmerling, R. H., Curtis, J. R., Furst, D. E., Parks, D., Kavanaugh, A., O'Dell, J., King, C., Leong, A., Matteson, E. L., Schousboe, J. T., ... McAlindon, T. (2016). 2015 American

College of Rheumatology Guideline para o tratamento da artrite reumatoide. Artrite e Reumatologia, 68(1), 1-26.

Smolen, J. S., Aletaha, D., Barton, A., Burmester, G. R., Emery, P., Firestein, G. S., Kavanaugh, A., McInnes, I. B., Solomon, D. H., Strand, V., & Yamamoto, K. (2018). *Artrite reumatoide. Nature Reviews Disease Primers*, 4, 1-23.

Smolen, J.S.; Aletaha, D.; McInnes, I.B. (2016). Rheumatoid arthritis. *Lancet Lond. Engl. , 388*, 2023-2038.

Sokol CL, Luster AD. (2015).O sistema de quimiocinas na imunidade inata. Cold Spring Harb Perspect Biol.;7(5):a016303.

Sparks JA, Chang SC, Deane KD, Gan RW, Kristen Demoruelle M, Feser ML, et al. (2016).Associations of Smoking and Age With Inflammatory Joint Signs Among Unaffected First-Degree Relatives of Rheumatoid Arthritis Patients: Results From Studies of the Etiology of Rheumatoid Arthritis. *Arthritis Rheumatol. ,*68(8):1828-38.

Steffen, U., Schett, G., & Bozec, A. (2019). Como os autoanticorpos regulam a perda óssea induzida por osteoclastos na artrite reumatoide. Frontiers in Immunology, 10(JULHO), 1-9.

Sterling G. West. (2015). Segredos da reumatologia (terceira edição).

Sulaiman, F. N., Wong, K. K., Ahmad, W. A. W., & Ghazali, W. S. W. (2019). O anticorpo peptídeo citrulinado anti-cíclico está altamente associado ao fator reumatoide e defeitos radiológicos em pacientes com artrite reumatoide. Medicine, 98(12), e14945.

Suzuki, A.; Terao, C.; Yamamoto, K. (2019). Ligação de variantes de risco genético à expressão genética específica da doença através de estudos multi-ómicos na artrite reumatoide. *Semin. Arthritis Rheum.* , *49*, S49-S53.

Takase-Minegishi, K., Horita, N., Kobayashi, K., Yoshimi, R., Kirino, Y., Ohno, S., & Emery, P. (2018). Precisão do teste de diagnóstico de ultrassom para sinovite na artrite reumatoide: revisão sistemática e meta-análise. *Rheumatology*, *57*(1), 49-58.

Talukdar, M., Barui, G., Adhikari, A., Karmakar, R., Ghosh, U. C., & Das, T. K. (2017). Um estudo sobre a associação entre parâmetros hematológicos comuns e a atividade da doença na artrite reumatoide. *Jornal de investigação clínica e de diagnóstico: JCDR*, *11*(1), EC01.

Tishkowski, K., & Gupta, V. (2022). Erythrocyte sedimentation rate (taxa de sedimentação de eritrócitos). Em StatPearls [Internet]. StatPearls Publishing.

Taylor, P. C., & Law, S. T. (2019). Quando a primeira visita ao reumatologista é estabelecida artrite reumatoide. *Melhores práticas e investigação: Reumatologia Clínica*, *33*(5), 101479.

Trouw, L. A., Pickering, M. C., & Blom, A. M. (2017). O sistema do complemento como um potencial alvo terapêutico na doença reumática. Nature Reviews Rheumatology, 13(9), 538-547.

Thomas, K., & Vassilopoulos, D. (2020). Infecções em pacientes com artrite reumatoide na era das terapias sintéticas direcionadas. *Mediterranean Journal of Rheumatology*, *31*(Suppl 1), 129.

Torgutalp, M., Yayla, M. E., Eroglu, E. S., & Kelesoglu, D. B. (2021). A calprotectina sérica está indicando a atividade clínica e ultrassonográfica da doença. *MEDITERRANEAN JOURNAL* em. *maio de 2020*, 464-473.

Trouw, L.A.; Rispens, T.; Toes, R.E.M.(2017).Para além da citrulinação: Outras modificações pós-traducionais de proteínas na artrite reumatoide. Nat. Rev. Rheumatol., 13, 331-339.

Ugolini, A., & Nuti, M. (2021). Fator reumatoide: Um novo determinante na história do cancro. Cancros, 13(4), 591.

Ulrich, H., Häupl, T. & Burmester, G. R. 2020. A etiologia da artrite reumatoide. J.Autoimmunity, Elsever Ltd. 0896-8411.

van Delft, M. A., & Huizinga, T. W. (2020). Uma visão geral dos autoanticorpos na artrite reumatoide. Journal of Autoimmunity, 110, 102392.

van der Meulen T.A., Harmsen H., Bootsma H., Spijkervet F., Kroese F., Vissink A. (2016).The microbiome-systemic diseases connection. *Oral Dis.* ;22(8):719-734.

van Steenbergen HW, Mangnus L, Reijnierse M, Huizinga TW, van der Helm-van Mil AH. (2016) Factores clínicos, anticorpos contra péptidos anticitrulinados e inflamação subclínica detectada por RMN em relação à progressão de artralgia clinicamente suspeita para artrite. *Ann Rheum Dis* ,75(10):1824-1830.

Verheul M, van Erp S, van der Woude D, Levarht E, Mallat M, Verspaget H, et al. (2016) Anticorpos anti-carbamilação de proteínas: uma caraterística específica da artrite reumatoide. Comparação com condições conhecidas pelo aumento da carbamilação; insuficiência renal, tabagismo e inflamação crónica. *Ann Rheum Dis*,0:1-2.

Verheul, M. K., Böhringer, S., van Delft, M. A., Jones, J. D., Rigby, W. F., Gan, R. W., ... & Trouw, L. A. (2018). Positividade tripla para autoanticorpos de proteína anti-citrulinada, fator reumatoide e anticorpos de proteína anti-carbamilada conferindo alta especificidade para artrite reumatoide: implicações para a identificação muito precoce de indivíduos em risco. Arthritis & rheumatology, 70(11), 1721-1731.

Vos I, Van Mol C, Trouw LA, et al. Anticorpos anti-proteínas citrulinadas no diagnóstico da artrite reumatoide (AR): desempenho de diagnóstico dos anticorpos automatizados anti-CCP-2 e anti-CCP-3

Verheul, M. K., Yee, A., Seaman, A., Janssen, G. M., van Veelen, P. A., Drijfhout, J. W., ... & Trouw, L. A. (2017). Identificação de alfa 1 antitripsina carbamilada (A1AT) como alvo antigénico de anticorpos anti-CarP em doentes com artrite reumatoide. Journal of Autoimmunity, 80, 77-84.

Verheul, M. K., Fearon, U., Trouw, L. A., & Veale, D. J. (2015). Biomarcadores para artrite reumatoide e psoriática. Clinical Immunology, 161(1), 2-10

Vetchinkina, E. A., Mikhaylenko, D. S., Kuznetsova, E. B., Deryagina, T. A., Alekseeva, E. A., Bure, I. V., ... & Nemtsova, M. V. (2021). Fatores genéticos de predisposição e características clínicas da artrite reumatoide em pacientes russos. *Jornal de medicina personalizada, 11*(6), 469.

Vittecoq, O., Richard, L., Banse, C., & Lequerré, T. (2018). O impacto do tabagismo nos resultados da artrite reumatoide. *Joint Bone Spine, 85*(2), 135-138.

W.T. Di, F. Vergara, E. Bertiller, M.L. Gallardo, I. Gandino, M. Scolnik, *et al.* (2016) Incidência e prevalência de artrite reumatoide numa organização de gestão da saúde na Argentina: *um estudo de 15 anos J Rheumatol*, 43 (7) , pp. 1306-1311

Wang P., Tao J.H., Pan H.F. (2016).Bactérias probióticas: Uma terapia adjuvante viável para aliviar os sintomas da artrite reumatoide. *Inflammopharmacology.* ,24(5):189-196.

Yap, H. Y., Tee, S. Z. Y., Wong, M. M. T., Chow, S. K., Peh, S. C., & Teow, S. Y. (2018). Papel patogénico das células imunes na artrite reumatoide: implicações no tratamento clínico e no desenvolvimento de biomarcadores. *Cells*, *7*(10), 161.

Yarwood, A., Huizinga, T. W., & Worthington, J. (2016). A genética da artrite reumatoide: risco e proteção em diferentes fases da evolução da AR. *Rheumatology*, *55*(2), 199-209.

Yu, M. B., & Langridge, W. H. (2017). A função das células dendríticas mieloides na artrite reumatoide. *Rheumatology International*, *37*(7), 1043-1051.

Yucel, B. (2020). Associações entre polimorfismos de genes de citocinas e artrite reumatoide na população turca. *Northern Clinics of Istanbul*, *7*(6), 563-571.

Apêndice

Ficha de dados do paciente

Rheumatoid arthritis questionnaires
Do you consent to providing information and having blood drawn for my research? ☐ yes ☐ No
Personal information
NO=   Name: Age =   years , Wt=   kg
Stats :   ☐ Single   ☐ Married
Gender: ☐ Male   ☐ female
Residency: ☐ urban   ☐ rural
Occupation :
Hypertension: ☐ NO   ☐ yes
Diabetes Mellitus :   ☐ NO   ☐ yes
Family history for RA.   ☐ NO   ☐ yes   ☐ 1ST   ☐ 2ND
Disease duration.   ☐ =<12 month   ☐ >12 month
With the help of Rheumatologist
Patient Classify According to ACR/EULAR Classification Criteria.   ☐ NO   ☐ Yes
Response to treatment? ☐ Good   ☐ Poor
Tender joint count (0-28) =
Swollen joint count (0-28) =
VAS (0 -10) =
DAS28-ESR Calculator?   ☐ Mild   ☐ Moderate   ☐ Sever
CDAI Calculator?   ☐ Mild   ☐ Moderate   ☐ Sever
Laboratory analysis:-
Inflammatory analysis 1-ESR = 2-Rf   =   **Biomarkers** 1-anti-CCP= 2-anti-CarP= 3-CXCL13=

Tabela (3.4) Os kits ELISA Anti-CCP Ab contêm

Componentes	Quantidade(96T)	Quantidade (48T)
Solução padrão (640ng/ml)	0,5 ml x1	0,5 ml x1
Placa ELISA pré-revestida	12 * 8 tiras de poçosx1	12 * 4 tiras de poçosx1
Diluente padrão	3mlx1	3mlx1
Estreptavidina-HRP	6mlx1	3mlx1
Solução Stop	6mlx1	3mlx1
Solução de substrato A	6mlx1	3mlx1
Solução de substrato B	6mlx1	3mlx1
Concentrado de tampão de lavagem (25x)	20mlx1	20mlx1
Anticorpo humano anti-CCP biotinilado	1mlx1	1mlx1
Instruções de utilização	1	1
Selador de placas	2fotos	2fotos
Saco com fecho de correr	1pic	1pic

Tabela (3.5): Os kits CXCL13 ELISA contêm

Componentes	Quantidade(96T)	Quantidade (48T)
Solução padrão (2400ng/L)	0,5 ml x1	0,5 ml x1
Placa ELISA pré-revestida	12 * 8 tiras de poçosx1	12 * 4 tiras de poçosx1
Diluente padrão	3mlx1	3mlx1
Estreptavidina-HRP	6mlx1	3mlx1
Solução Stop	6mlx1	3mlx1
Solução de substrato A	6mlx1	3mlx1
Solução de substrato B	6mlx1	3mlx1
Concentrado de tampão de lavagem (25x)	20mlx1	20mlx1
Anticorpo BiotinylatedHumanBLC-1;CXCL13	1mlx1	1mlx1
Instruções de utilização	1	1
Selador de placas	2fotos	2fotos
Saco com fecho de correr	1pic	1pic

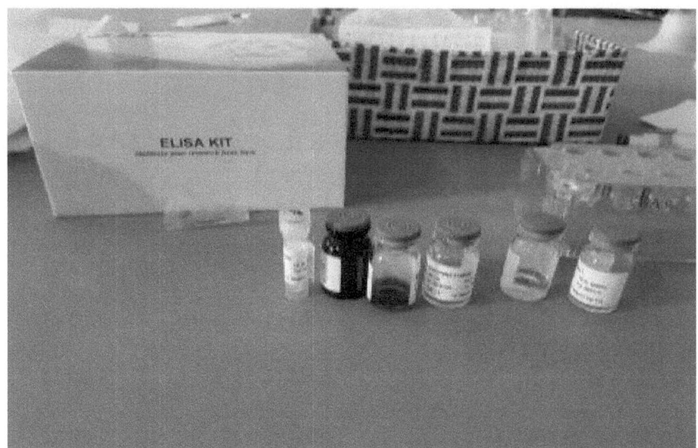

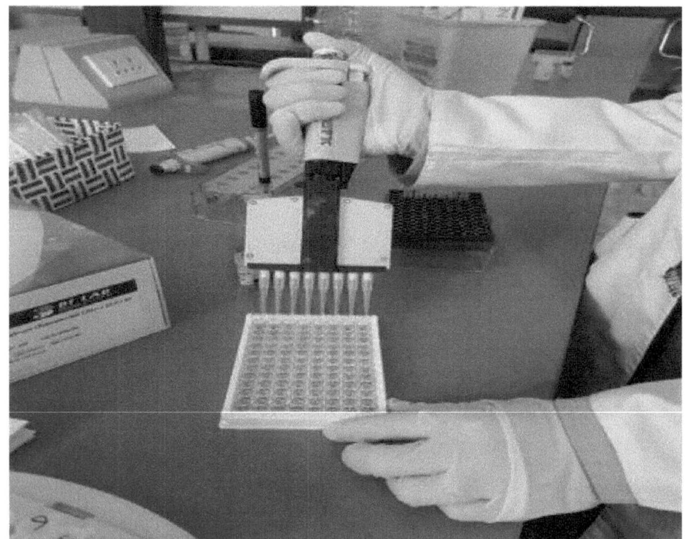

A&B:-Procedimentos CXCL13, Anti-CarP e Anti-CCP.

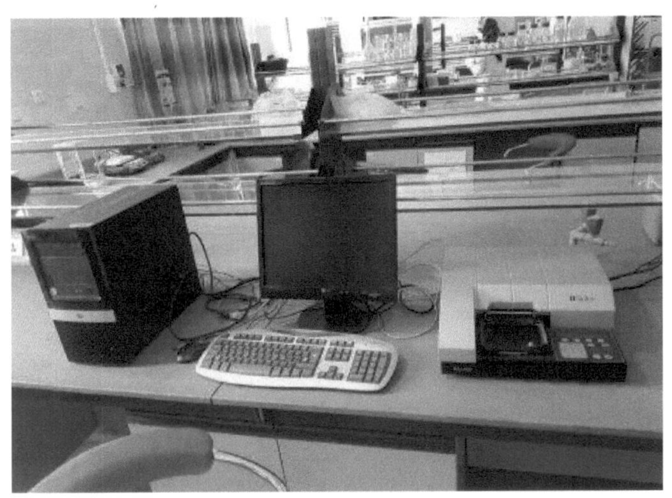

Sistema ELISA

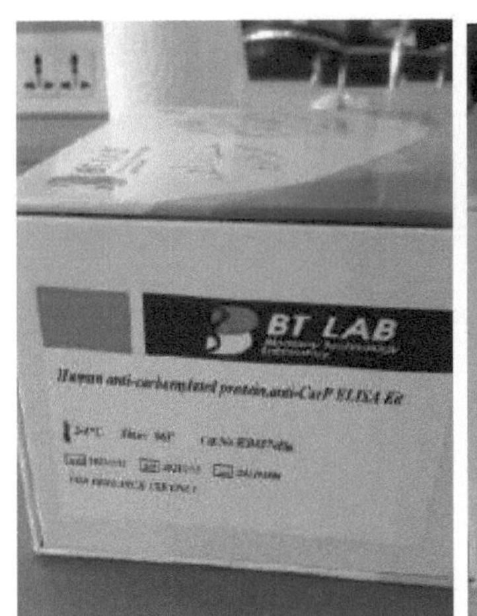

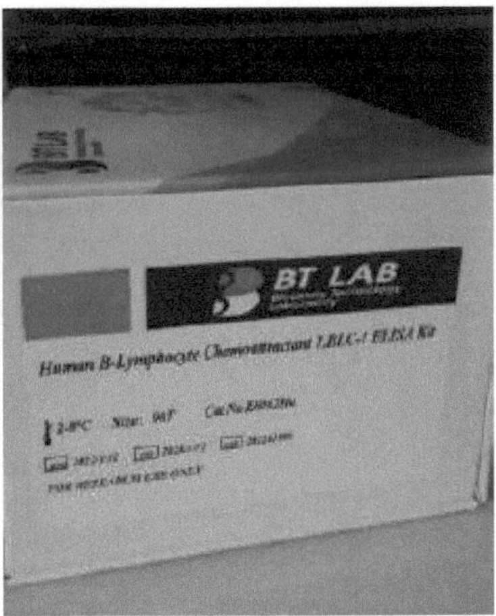

Anti-CarP kits   CXCL13 kits

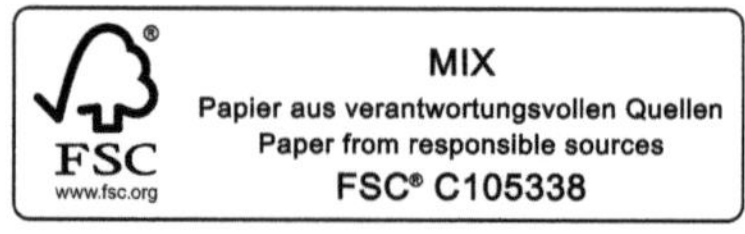

Printed by Books on Demand GmbH, Norderstedt / Germany